肝胆肠排毒

周易兴 ◎ 著

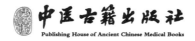

中医古籍出版社

Publishing House of Ancient Chinese Medical Books

图书在版编目（CIP）数据

肝胆肠排毒 / 周易兴著 . — 北京：中医古籍出版社，2023.11

ISBN 978-7-5152-2771-9

Ⅰ . ①肝… Ⅱ . ①周… Ⅲ . ①毒物—排泄 Ⅳ . ① R161

中国国家版本馆 CIP 数据核字 (2023) 第 198506 号

肝胆肠排毒

周易兴 著

策划编辑：李 淳

责任编辑：吴 頔

封面设计：姜 宇

出版发行：中医古籍出版社

社　　址：北京市东城区东直门内南小街 16 号 （100700）

电　　话：010-64089446（总编室）010-64002949（发行部）

网　　址：www.zhongyiguji.com.cn

印　　刷：捷鹰印刷（天津）有限公司

开　　本：787mm×1092mm　1/16

印　　张：12.5

字　　数：160 千字

版　　次：2023 年 11 月第 1 版　2023 年 11 月第 1 次印刷

书　　号：ISBN 978-7-5152-2771-9

定　　价：78.00 元

自 序

很多年前，我去参加一个医学会议，其中提供了一项身体检测。我的检测报告显示，我身体中毒：肝脏农药中毒，皮肤氯中毒，这让我大为震惊。检测人员问我是否食素，我瞪大眼睛看着他说："对啊！为了健康，我大部分的时候都吃素。"但，却农药中毒！而另一项氯中毒也与健康有关。为了健康，我常常到游泳池去游泳，而池水常使用氯气杀菌，我因此也中毒了！

"苍天啊！怎么会如此？"

吃素、游泳都是为了健康啊！结果两者都令我中毒！！

◇到处都是毒！

空气有毒，饮食有毒，现代人的衣食住行，无不含毒！但是，人体是很奇妙的，它自己懂得排毒（否则你我早就中毒身亡了）。肠会排毒，胆会排毒，肝、肾、淋巴、血液、皮肤都会排毒，甚至睡眠也是排毒，这些排毒对人体健康都能产生全面性的效果。但是，您必须懂得调养，否则随时会再中毒。

帮助身体排毒对养生保健、调理体质、促进免疫等有莫大的帮助，最近，东南亚地区掀起了排肝胆毒和排肠毒的热潮。很多人都在谈肝胆保健、肠道排毒，也有不少人曾经尝试排肝毒、排胆结石、排宿便（清肠）。有不少患病的朋友在进行肝胆排毒或肠道排毒之后，病情得到改善。但是，我在这本书里要与大家谈的是一个"整体性"的排毒，让全身干干净净地排毒。排毒后，还要好好地调养、修补和维护。否则，你若在这时候再中毒，就没有充足的能量再好好排毒了。

◇九大排毒系统，全身净化

我们的身体拥有一个完整的结构，由不同的"系统"组成：血液系统、淋巴系统、神经系统、呼吸系统、消化系统、排泄系统、免疫系统、内分泌系统……还有骨骼、肌肉、皮肤、细胞等。这些"系统"互相影响、互相牵制，规律平衡地运作，让身体处于最佳的状态。如果在做排毒的时候，能够妥当地互相配合，相辅相成，您将获得超乎想象的改善效果。我先采取肝胆肠全身净化，再应用平实的"健康调和法"，配合人体九大排毒的换食疗法。在排毒后，进行更重要的调养、修补和平衡维护。

◇追根究底找病源

我曾在新加坡开设"不问诊"诊所，也就是不问你就可诊断出你的健康问题，并告知你过去、现在和未来的种种健康问题。我现在任职于自然疗法学院，并兼任多家药厂的营养调配师。因工作需要而四处演讲，也因此获得了各方面的医学意见。我对很多疾病的源头喜欢深入探讨，也因我是虹膜学和舌诊医师，多年来应用各种自然疗法的方式诊断疾病，目的是找到病的源头并探索处理疾病的根源，最终让我总有小小的成果与大家分享。

依我多年的诊疗经验，大部分的人在进行正确完整的排毒后，身体的健康明显好转，疾病也能获得很大的改善，甚至达到根治。我极力推荐九大排毒系统（尤其是肝胆肠的排毒），配合对症换食法及健康调和法（清、营养、运动、休息、快乐），让身心达到平衡状态，慢性疾病、癌症或其他疾病都会远离你。我深切希望本书的诞生让更多人更深入地了解人体的排毒系统，掌握更多的排毒良方以及排毒后的调养、修补、平衡维护。

本书更重要的是要和大家谈谈在排毒时要注意的事项，即排毒时的好转反应和所造成的体内元素损失该如何缓解和补充回来。如何正确长久地维护健康是很重要的，一般的排毒方式几乎都没有谈到这一点。依我的经验，排毒后再测量身体各部位的能量，确实会看到明显的耗损和失调，尤其是激烈的排毒方式（如肝胆肠排毒），若不懂得正确地去维护、调理，往往造成严重的身体损伤。而中医所谈的"清""调""补"（清＝排毒，调＝调养，补＝补回元气），是先后有序的。"清"以后不能马上"补"，必须先"调"（因为虚不受补）。有很多人"清"了以后会虚弱，需要调理平衡，然后再"补"。在几千年前，中医就已经强调这一重要步骤，我更不能不特别强调，提醒大家排毒后一定要好好地调补，正确地维护体内的平衡。这样，你的排毒才会达到效果，否则更糟糕！

周易兴

2023 年 6 月

CONTENTS

目 录

01 你好"毒"！

02 身体毒素的检测

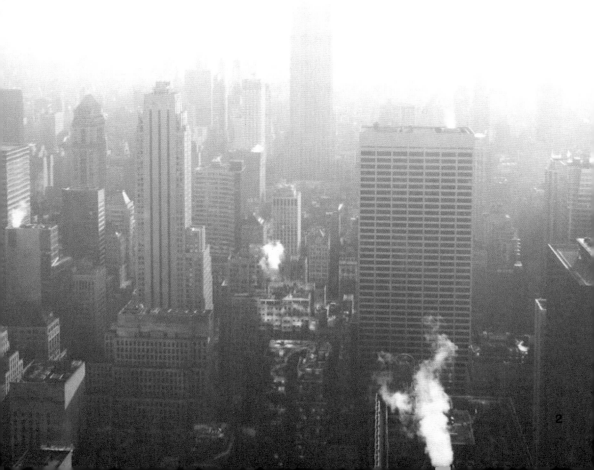

03 先解毒，才能排毒

04 自然疗法
——肝胆肠排毒全身净化

05 辅助肝胆肠排毒，全身净化

06 俊男美女爱"肝"净

07 养肝护胆清肠，长期平衡维护

08 全身净化 Q & A 肝胆肠排毒

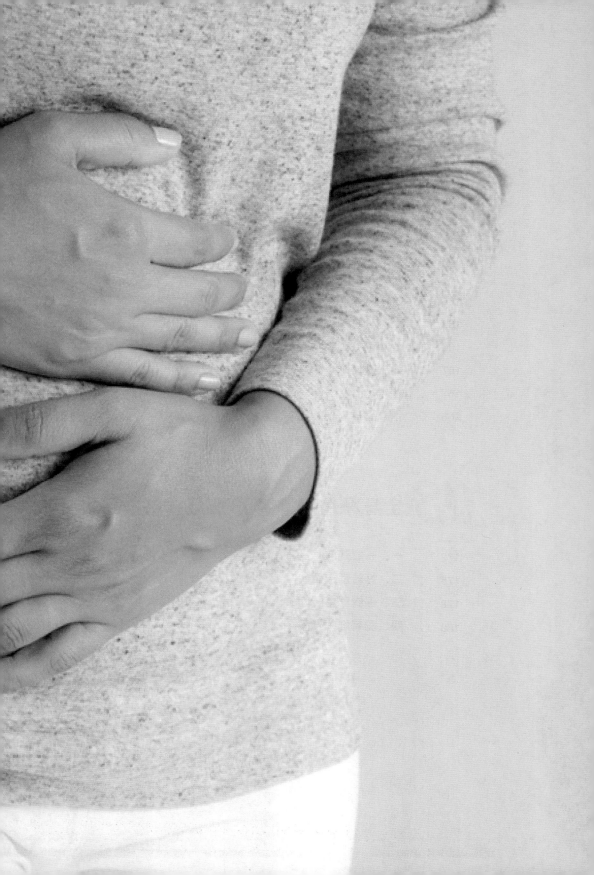

01

你好"毒"!

你相信吗？

人体的肝脏、胆囊和胆管中腐败的胆汁、结石和胆固醇所形成的栓塞物可高达 5kg!

人体肠道内长年累月积存的宿便、有害物质、废弃物、死细胞等，可达 15kg!

人体所有关节部位累积的毒素大约有 3kg!

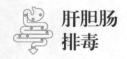
一、人体的毒素藏在哪里？

人体内，毒素积存的"大本营"是肠和肝，此外，其他的部位也都会有毒素（见图1-1）。

（1）肠道的毒：肠道是人体藏毒最多的地方，毒素会透过小肠被身体重新吸收，也会经血液和淋巴流转全身！

（2）心灵的毒：心理不平衡、压力大、精神紧张、常常发怒、不耐烦急躁，容易引起体内系统失调、紊乱，很大的心理压力会让你吃不下、睡不着、拉不出！

（3）肺部的毒：有心事常常不说，放在心里郁闷，郁郁寡欢容易让肺部紧绷压力。

（4）血液的毒：血液循环不能顺畅地将氧气和营养输送到全身，影响每一个脏器和组织的运作。

（5）淋巴的毒：淋巴是人体重要的防御系统。淋巴阻塞会引起肿胀，毒素滞留累积之下，就会产生疾病。

（6）肝胆的毒：肝胆是最大的解毒器官，也是最大的消化腺。肝胆毒素过重，就无法做好分解、解毒、代谢、合成的工作。

（7）肾脏的毒：肾脏负担过重将无法好好过滤血液，无法处理人体内的重金属、尿酸、蛋白质等，容易引起慢性疾病。

（8）皮肤的毒：皮肤是人体最大的器官，全身分布的汗腺是排毒最迅速的管道，大量流汗可以排出许多毒素和重金属。

（9）睡眠的毒：人体70％的修复和排毒是在睡眠中进行的。良好睡眠是保持褪黑激素分泌活跃的好方法，因为，睡眠可以帮助松果体保持年轻。

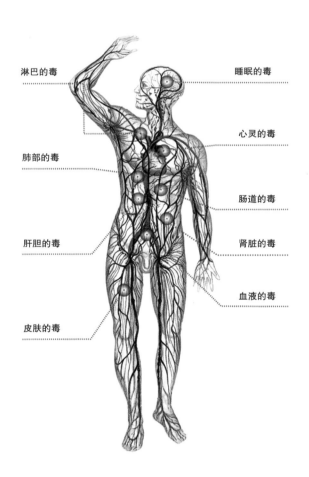

淋巴的毒

睡眠的毒

心灵的毒

肺部的毒

肠道的毒

肾脏的毒

肝胆的毒

血液的毒

皮肤的毒

图1-1 人体的九大毒素"阵地"

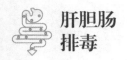
二、毒从哪里来？

这是一个充满毒素的时代，由于现代农业大量使用各种工业化肥，杀草剂、除虫剂、激素和抗生素也被用于农业生产，许多蔬菜和水果都有多种的农药物质残留。农药的使用会使病原菌的耐药性增强，所以病原菌不断地在进化，人们也在不断地研发更毒的农药！

此外，食品添加剂的不当叠加使用也造成了食品安全问题。食品添加剂的使用已经有3000多年历史，按照目前的统计，国际上正在使用的食品添加剂超过2.5万种，而在中国大概也有2000多种。我们日常所吃的饮食当中，尤其是一些外卖和加工食品等中都含有大量的食品添加剂，这些食品添加剂大都是纯化学合成物，其安全剂量尚有待进一步的研究。这些大量的化学物质叠加形成的化合物，加上从环境中所接触的、空气中的污染物，对于几百万年在自然状态下进化而来的人体来说，是一种相当非天然的环境，其后果依然在科学家们的研究中，但不可否认，人类所承载的人工化合物的负担是越来越重，所以发生的症状和疾病也越来越多、越来越难处理。

1. 内毒＋外毒

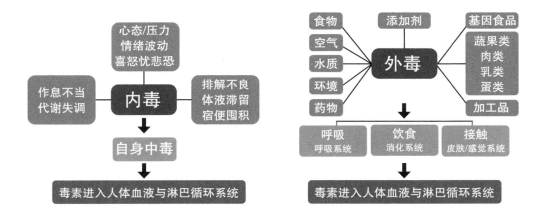

图1-2 毒素进入人体示意图

心灵毒素	压力、焦虑、恐惧、怨恨、怨气
不良习惯	运动少、经常吸烟喝酒、晚睡
水源	家庭和工业排出的污水
空气	二手烟、汽车的尾气、工厂排放的毒气
食物	色素、食品添加剂、防腐剂
五谷蔬菜	化学肥料、农药、转基因食品
肉类家禽	各类病菌、抗生素、生长激素
化学用品	洗衣粉、油漆、建材、毛毯、家具
化学药物	重金属、石油副产品
家庭用品	染发剂、洗洁精、洗衣粉、肥皂
电磁辐射	手机、电脑、电视等电子产品

图1-3 毒素源头分析图

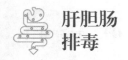
如图1-2和图1-3所示，从空气和饮食进入身体的那一刻起，身体的防卫系统即启动以防备外来异物的入侵。然而一直威胁着人类健康的主要因素除了细菌、病毒外，更大的原因是失衡或过度的不良饮食习惯。

人体在接受营养时不分好坏，照单全收，过后才自我调节分配排解。这个过程冗长且复杂，当中任何一个步骤不协调，整体即受影响，导致疾病。

2. 毒素累积，人体的酸化是百病之源

日本的医学专家指出，人体的酸性化是百病之源，包括令人害怕的癌症！据统计，85％的癌症患者体液偏酸。医学专家进一步发现，大部分的癌症患者在发病之前常会感到身体疲乏、四肢无力、腰酸背痛、头昏耳鸣、失眠、便秘、腹泻等，这些毛病也经常发生在体液偏酸的人身上。

酸性的体质，引起消化不平衡问题，也使免疫细胞的功能变弱，人体的新陈代谢减缓，造成废弃物和死细胞不易排出体外。如此恶性循环，如再加上许多负面的情绪和重大的压力，免疫系统更是大受打击。身体里的毒素开始破坏细胞膜，而无法抵抗遭到破坏的细胞受到刺激后开始变质，毒素攻击人体五脏六腑（包括DNA和RNA），癌症就很容易产生了。

3. 藏毒的"证据"确凿

生活垃圾需要及时清理，人体内产生的废弃物也一样。人体新陈代谢产生的对身体有害的物质，可以称为"毒"，藏在体内。一旦毒素在体内堆积过多，就会导致许多系统疾病。而人体最容易堆积毒素的地方就是：肠道、胃，还有女性的子宫。

肠道为身体最大的"藏毒点"。子宫的位置又刚好在直肠的前面，所以只要肠道一有问题，子宫、卵巢就很容易会产生问题，包括其他与生殖相关的系统，胸部、乳腺、肾脏等也会有问题。

若肠道从年轻就开始出现问题，就会使肠胀大、下垂、硬化、难以收缩蠕动，造成提早老化现象。在人体腹腔的结构上看来，子宫、卵巢距离直肠和大肠较近，肠道问题常常也会引起子宫和卵巢的问题。常常将大便憋在肠

里，毒素就会越来越多，就可能会引起子宫和卵巢的问题。在参加我的排毒营的时候，很多人都会排出宿便，有些是颗粒状黑黑的像葡萄一样的，有些排出长长的宿便长达3～12cm。

胃、肠、子宫，这三个地方务必要照顾好，一定要清理干净，让它代谢正常，寿命就可以延长。

如果您出现以上症状，就表示您体内有毒素正在危害您的健康（如图1-4所示）。

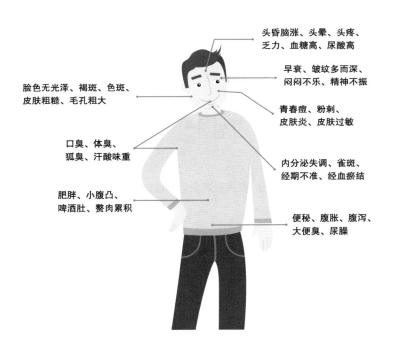

图1-4 "毒"带给我们什么？

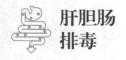

4．毒素在体内引发疾病

当毒素（外毒和内毒）不断入侵人体，而人体的内在"医生"（基础防卫、净化与自疗机制）把关失败，毒素就会加速累积，损害脏腑器官，形成疾病，如图1-5所示。

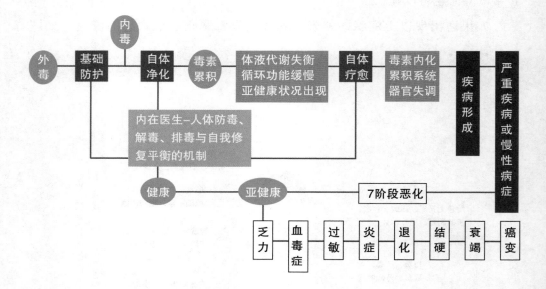

图1-5 毒素引发疾病的过程

1）毒素使人生病

毒＋压力＋时间＝疾病

长年累月，脏器在毒素的侵袭下承受着巨大的压力，脏器的功能就会开始失调，运作变得不顺畅。当毒素累积至身体无法负荷时，病菌和病毒接连不断对它们发起攻击，于是疾病开始了！医学研究发现，人体所患的过敏、机能衰退以及癌症等疾病都与体内器官、血液等所受多种污染毒害有关。

2）毒素使人体臭

身体的代谢产物和毒素堆积在人体中，就会成为体臭的"罪魁"，也会引发多种相关的疾病。臭味越重的人，体内积藏的毒素就越多。酸毒积累，人体的排毒系统和汗腺排除这些酸毒时，人体就会开始散发臭味。而人越老，累积毒素越多，体味就越重。

3）毒素使人变笨

食用过多饱和脂肪及糖类，是导致抑郁症、老年性痴呆等精神疾病的重要因素。垃圾食物所含毒素与氧化剂会对脑部细胞造成损伤，直接影响思维和智力。身体累积的毒素多，体液偏酸、气血不足，使脑部细胞得不到充分的氧气和营养，思维会比较迟缓，脑筋也不灵活。

4）毒素使人睡不着

毒素累积，身体的体液偏向酸性，体内各脏器也承受着压力而无法好好地运作，从而引起内分泌失调。荷尔蒙的分泌混乱，就会引起睡眠障碍和其他疾病。严重失眠者，一般来说体内毒素重，只有好好排毒，调整饮食和作息，才会拥有香甜的睡眠。

5）毒素使人变丑

当机体内排毒管道不通、排毒不畅时，毒就会存在于体内，损害各脏腑功能，产生痤疮、色斑、皮肤干燥、失去弹性等多种疾病和不适。大便在肠道停留的时间太长，毒素通过肠壁重新被吸收到血液中，令血液变得污浊，也加重肝脏的负担，容易导致皮肤疾病。

6）毒素使人肥胖

很多人肥胖，并不是因为"吃"得太多，而是因为"排"得太少。身体的代谢发生障碍，导致"出不敷入"，废物堆积在体内而引起的。当体内的脂肪超过肝脏的负荷量，脂肪就会储存于脂肪组织中。脂肪容易囤积于臀部、手臂、大腿及下腹，然后，就越毒越胖，越胖越毒。

7）毒素使人衰老

提早衰老是因为"慢性中毒"了。年龄增长，人体的器官也在逐渐地衰老，肝胆的解毒功能衰退，肾脏和肠道的排毒功能也在逐步下降，其他脏器的运作也渐渐缓慢下来。但是，人体代谢过程所产生的废物或毒素却没有减少。毒素在体内累积，身体酸化，渐渐引发各种慢性中毒的现象，加速人体细胞的衰老。

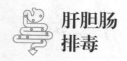
三、肝胆的疾病

种种外毒和内毒，每天都在不断地侵入人体，而人体的肝脏也每天不断地在进行解毒的工作，你的"肝"和"胆"就负担了"解毒"这项重要的任务。当肝脏功能不全，解毒功能下降，或体内积累的毒素超过肝胜的解毒能力时，就会出现中毒现象，损伤细胞和内脏，也往往造成各种美容问题和疾病。

肝脏疾病包括病毒性肝病、脂肪性肝病、酒精性肝病、自身免疫性肝病、代谢性肝病、原发性肝癌等几十种，目前对人类影响最大的是病毒性肝病。慢性病毒性肝病主要是慢性乙型、丙型肝炎及由此引发的肝硬化、肝癌等。严重的肝病几乎对全身所有器官造成影响，包括脑、心、肺、肾、胰、骨髓、内分泌及免疫功能等。

1. 肝功能障碍的症状

● 身体肥胖、呕吐、口苦、口臭、食欲不振；

● 排便困难、胃肠胀气、消化不良、腹泻腹痛；

● 容易疲劳、四肢酸软无力、昏昏欲睡；

- 黑斑、青春痘、雀斑、皮肤瘙痒；
- 新陈代谢变差、皮肤色素沉积、眼白呈黄色；
- 酒精中毒，宿醉时间延长。

2. 肝胆胰疾病

肝胆胰疾病的病因及症状见表1-1。

表1-1 肝胆胰疾病、症状一览表

疾病名称	原 因	症 状
脂肪肝	肝细胞在脂肪的囤积下，造成肝功能下降。饮酒过量会引起脂肪肝	肥胖、疲倦感、腹部疼痛和肿胀
酒精性肝功能障碍	持续长时间的过量饮酒	发烧、疲倦、黄疸、食欲不振、腹部肿胀、腹痛、恶心、腹泻
肝硬化	因为酒精、病毒和药物等原因，使肝细胞坏死，导致肝功能降低	便秘、发烧、胃痛、黄疸、脾肿大、食欲不振、腹水现象、全身疲倦、褐色的尿、手掌红斑、消化道出血、容易出现青斑、脖子或胸部有蜘蛛状的血管瘤
肝癌	多数是从原发性肝炎开始	疲倦、黄疸、食欲不振、右上腹部和背部疼痛、右上腹部感觉摸到硬块等
慢性肝炎	肝功能异常长达6个月以上，一般是指乙型（主要是受到母亲感染）与丙型（经由血液感染）肝炎	疲倦、黄疸、恶心、手掌红斑、食欲不振、腹部胀满感、蜘蛛状的血管瘤
急性肝炎	肝细胞遭受破坏后所引发的发炎	黄疸、发烧、恶心、呕吐、腹痛、关节痛、食欲不振、感冒、腹泻、陶土色粪便
胆结石	因胆汁的成分凝固，变成胆结石	疝气、恶心、呕吐、右上腹部疼痛、背部疼痛、腰痛、粪便呈灰白色
胆囊炎胆管炎	因细菌感染引发胆囊炎或胆管炎	恶心、发烧、黄疸、右肩或右背疼痛、右上腹部剧烈疼痛
胆囊癌胆道癌	胆固醇结石，胆胰管合流异常、肝胰管合流异常所引发	黄疸、右上腹部疼痛、发烧、胆囊肥大

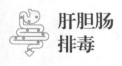

续表

疾病名称	原　因	症　状
急性胰腺炎	胰管受结石、结疤或癌细胞阻塞所引起	恶心、呕吐、肚脐周边疼痛、腹部肿胀、气体过多、上腹灼痛、呕吐、发烧、高血压、肌肉痛、不正常的多脂粪便
慢性胰脏炎	与胆囊感染及胆结石有关	腹部肿胀、气体过多、上腹灼痛、呕吐、发烧、高血压、肌肉痛、不正常的多脂粪便

3. 各种肝炎

不同类型肝炎的感染途径、潜伏期、预防及症状见表1-2。

表1-2 肝炎类型、症状等一览表

类型	感染途径	潜伏期	主要发病年龄	母子感染	慢性化	预防	症状
甲型	经口	2~6周	20~30岁逐渐高龄化	无	无	免疫球蛋白 HA 疫苗	疲乏无力、不想吃饭，小便颜色加深，有时伴有发烧等症状，严重时眼睛、皮肤发黄
乙型	血液	4~24周	大多为20~30岁	多	主要来自带原者	免疫球蛋白 HA 疫苗	乏力、食欲减退、恶心、呕吐、厌油、腹泻及腹胀，部分病例有发热、黄疸
丙型	血液	1~16周	所有年龄	10%以下	有	无	少数患者以头痛、发热、四肢酸痛等症状为主，类似感冒；主要症状有全身乏力、食欲减退、恶心、呕吐、厌油、腹胀、肝区痛、尿色加深等
丁型	经口	1~8周	所有年龄	无	无	无	无
戊型	血液	不明	不明	不明	不明	无	黄疸、有发热、伴有乏力、恶心、呕吐、肝区痛、胆汁淤积症状、皮肤瘙痒、大便色变浅
己型	经口/血液	61天	不明	不明	不明	未确定	未确定
庚型	血液	不明	不明	有	不明	无	恶心，右上腹部不适，疼痛，黄疸，肝肿大，肝区压痛等

4. 肥胖的人容易得胆结石

研究表明，体重超过正常标准15％以上的人，胆结石发病率比正常人高5倍。40岁以上体胖女性，是胆结石最高发人群，此时，女性雌激素会使得胆固醇更多地聚集在胆汁中。

研究发现，在正常人胆汁中胆固醇保持溶解状态，因为胆汁中有足够量的胆酸和卵磷脂存在的缘故。但是，如果胆固醇增多，又或胆酸和卵磷脂减少，胆固醇就会在胆汁中渐渐结成团块，形成胆固醇结石。

5. 胆结石与精神压力有关

长期精神紧张、急躁、易怒会使体内的儿茶酚胺的分泌上升，导致血脂、胆汁异常。情绪波动和精神刺激影响自律神经系统，进一步影响胆囊，也可能导致胆总管平滑肌发生痉挛。当胆汁的流动和分泌均受影响，形成胆结石的概率就会提高。

人的大脑活动影响消化系统，精神压力造成胆汁成分比例异常，导致胆结石形成。从另一个角度来看，有胆结石的人，一般也有共同点：没有耐性、易怒、容易紧张。

6. 酒精对肝伤害大

据研究，如果每天饮入酒精含量达150g以上：持续5年以上者，有90％可发生各种肝损害；持续10年以上者则约有34％发生慢性肝炎，约有25％发展为肝硬化。欧美国家酗酒者较多，酒精性肝硬化约占全部肝硬化的50％～90％。

（1）酒精进入胃肠道，再经血液循环被带到肝脏，肝细胞就会分泌出乙醇脱氢酶（ADH）把酒精转变成乙醛，重新进入血液循环。

（2）乙醛是一种毒性极强的物质，醉酒时会出现头晕、头痛、恶心、呕吐，这就是乙醛中毒的反应，如图1-6所示。

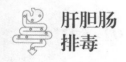

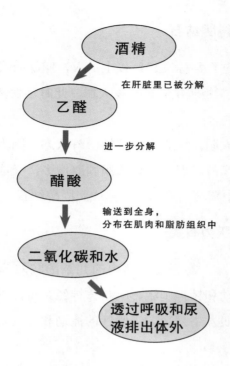

图1-6 乙醛中毒的反应过程

（3）肝脏分解酒精的功能是每小时大约7g，超过了这个量，肝脏就会动用P450酶（一种酶群），帮助分解酒精。

（4）进入血液的乙醛需要再次进入肝脏，经过酶的分解，把乙醛变成醋酸，醋酸再分解为二氧化碳和水，如图1-7所示。

补充酶能加速酒精分解过程。高品质的酶能帮助提高肝脏的功能，让肝能更迅速地分解酒精，减少醉酒的反应，降低酒精对肝的损害。

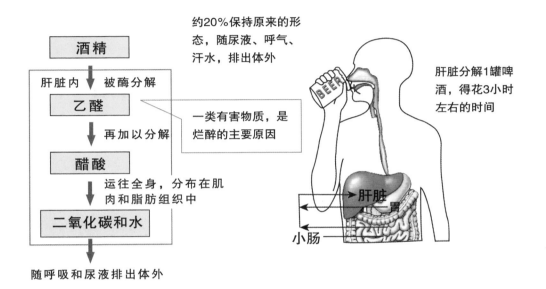

图1-7 酒精在人体内的分解过程

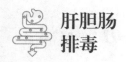

四、人体排毒的进行从肝胆肠开始

中医的治疗原则是：清、调、补。清，即清除体内的垃圾或异物；在自然疗法的说法，就是"排毒"。

我将人体的排毒归纳为"九大排毒"和"十二经络排毒"。身体机能懂得自行排毒：肠道会排毒，肺部会排毒，肝脏、淋巴、肾脏、血液、皮肤等都会排毒，甚至心灵也需要排毒。身体每一个部位都无时无刻不在进行排毒。排毒的情况也不一样，呼吸、发烧、冒汗、流泪……也属于身体的排毒过程。这些排毒可以对人体健康产生更全面性的效果。

排毒有三个大方向：

第一个就是处理疾病的时候禁止吃一些东西；

第二个就是把体内毒素排掉；

第三个就是把体内毒素残留的危害消解中和。

我一般是从这三个方向去处理，在处理各种症状的时候，几乎全部都和排毒有关；而各处的排毒也需要不同的营养食品、护理或运动辅助。我设计出各种排毒的疗程，帮助一些病患加强排毒，也曾多次处理医学上无法处理的病例。

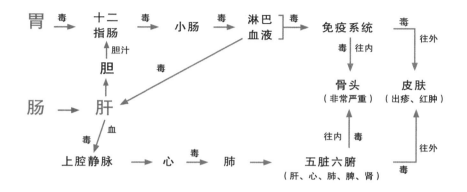

图1-8 毒素进行图

我在我的另一部书《找到癌症的根源》中谈到，肠道是万病之源头、癌症的根源。因为，现代人的生活中充满了毒素，如图1-8所示。

肝脏毒素来自肠道，再转移到胆，进入十二指肠、小肠、淋巴系统（而有70％的淋巴在肠道周围），最后通流全身。

（1）肠——肠道是人体积存粪便的地方，也是积存毒素最多的地方。当肠道毒素满溢，就会转入肝脏（本书的第三章，也有提到肠道毒素转移到肝脏的病例数据，可参考《找到癌症的根源》）。

（2）胃——毒素经胃进入十二指肠、小肠，再进入淋巴（因为人体有70％左右的淋巴在肠道的周围）。

（3）淋巴——再由淋巴进入免疫系统，而走遍全身。

（4）免疫系统——往内的则进入骨头，往外的则出现于皮肤。

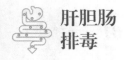
另一通道的毒素则由肝脏开始，毒素满溢的时候进入血液：

（1）上腔静脉——血液由上腔静脉进行入心脏。

（2）心与肺——由心脏压缩到肺（肺交换氧气时也因含有毒素，而使毒入侵心肺），引起心肺功能障碍。

（3）五脏六腑——由心肺的运动，而转入五脏六腑，进而毒化全身。

（4）皮肤——如毒素往外表转移，则转到皮肤，呈现过敏、斑、脓疮等问题。

（5）骨头——如毒素深重，将会转入骨内（这是最难处理的），毒素入骨会影响全身造血的功能，淋巴系统等开始恶性循环。

以上毒素进展的情况，让我们了解到肝、胆、肠都是毒素的源头。我们应该做的就是针对肝、胆、肠的清理，把全身毒素的根源斩断！

我引用一个简单的故事来谈一下排毒的道理：

一间屋子里堆积了很多垃圾，滋生了很多的蚊虫，我们买一瓶杀虫剂喷一喷，把蚊虫给杀死，但垃圾还在，不久之后蚊虫又会再产生。

如果，我们把屋子里的垃圾清除掉，打扫干净，蚊虫就不长了，因为，没有材料物质供它们生长。

预防新型冠状病毒的时候，中国用的是——清肺排毒汤，它的有效率超过90％，震惊整个医学界。

清肺排毒汤来源于《伤寒杂病论》，由几个治疗寒邪外感引起的外感热病经典方剂优化组合而成。面对新冠病毒，中医用它来缓解患者的发热、身体乏力，以及咳嗽、咳痰、咽痛等症状。为什么选择它呢？因为这个方子不但具有清肺化痰的功效，更重要的是它祛湿解毒的功效。

对！ 就是"祛湿解毒"！

这跟屋子里的垃圾滋生蚊虫是同样一个道理。

中医并没有研究如何去攻击或消灭新冠病毒，而是研究如何让人体可以抵御新冠病毒对人体的伤害，让人体懂得去抑制它，重点就在于——排掉湿毒！

　　肝胆肠排毒是全身排毒的根本。肝胆解毒，肠排毒。将解毒和排毒的问题处理好，自然带动全身的排毒系统，肝胆肠的功能恢复对全身各个系统的运作非常关键。

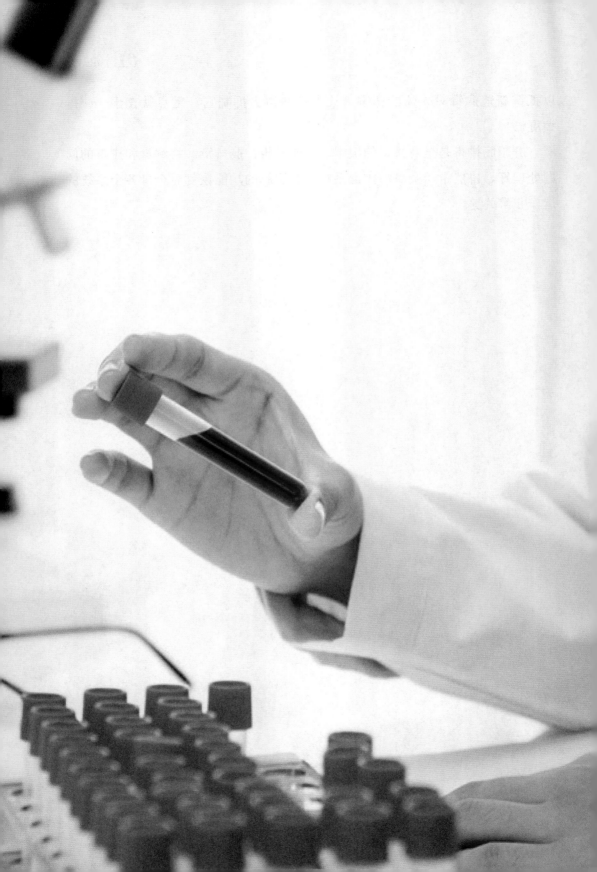

02

身体毒素的检测

- 你的九大排毒系统是否出现状况了呢？
- 哪里出现问题了呢？
- 要如何着手进行排毒呢？

　　任何治疗都必须事先鉴定体质、了解身体状态，各种排毒和调补的步骤必须先后有序，再配合辅助排毒器材和营养食品。

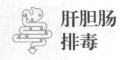

一、全脉理论

全脉理论（见图2-1），就是一套简易的自我诊断方法，它可以帮助大家多了解自己的身体。

全脉理论图谱包含虹膜、舌头、面相、脊椎、手掌、脚掌反射区，着重于五脏六腑的简易诊断。五脏六腑组成一脏与一腑的表里关系，如心与小肠、肺与大肠、肝与胆、脾与胃、肾与膀胱、心包与三焦，互为表里。

（1）虹膜。借由脑、视神经、脊椎神经系统和全身各部位相连；透过神经纤维接收全身各部位所发出的讯息，反射在眼球表层（见图2-2）。

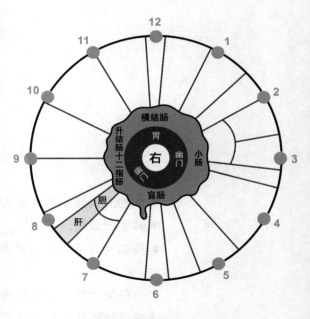

图2-2 虹膜反射区图

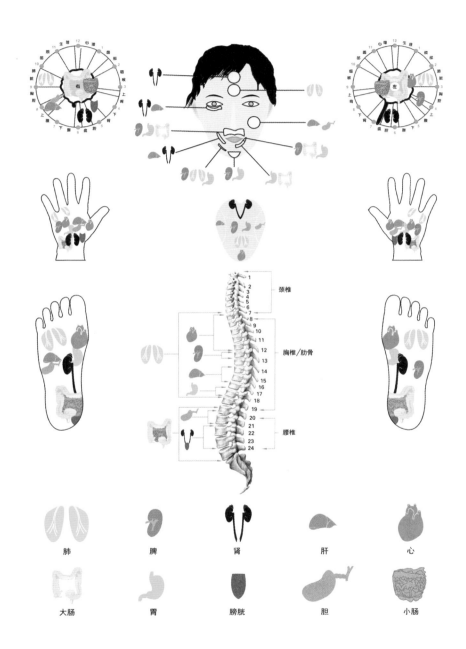

图2-1 全脉理论图谱

（2）手掌和脚掌。通过按摩和推拿，在手、脚或身体局部的反应点上加以适当的刺激，调整或修复其对应部分的病理状态（见图2-3）。

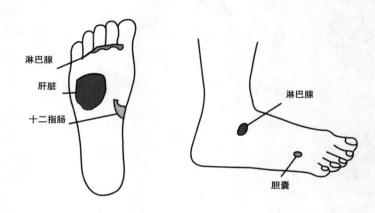

淋巴腺

肝脏

十二指肠

淋巴腺

胆囊

图2-3 脚的反射点

（3）脊椎。脊椎神经与各主要器官连接并负责传递信息，脊椎移位会使脊神经受压，而无法有效率地传递信息，进而影响器官的运作。

（4）舌诊（见图2-4），主要是观察舌苔和舌质两方面的变化。舌头通过经络与五脏联系反映体内五脏精气的盛衰、病症的性质及病位的轻重，也能够探知体内的虚、实、寒、热。肝胆不好的人舌头左右两边会呈红色，甚至看得见表面有一些破损或凹陷。

（5）面诊（见图2-5）。从眼、耳、口、鼻、额头、脸颊、下巴、颈部的状态，也能够看出一个人的健康状况。肝胆不好的人面带青色，如果连唇也呈青色就是属寒极体质了。

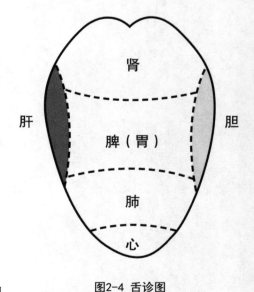

肾

肝

脾（胃）

胆

肺

心

图2-4 舌诊图

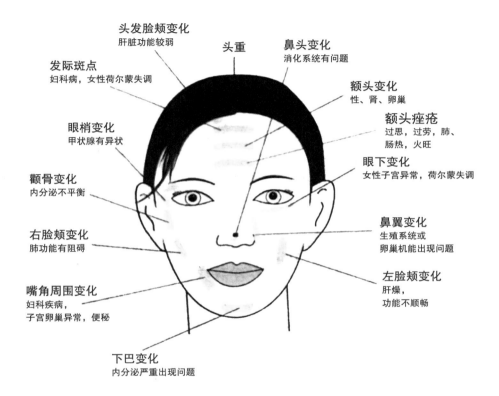

头发脸颊变化
肝脏功能较弱

头重

鼻头变化
消化系统有问题

发际斑点
妇科病，女性荷尔蒙失调

额头变化
性、肾、卵巢

额头痤疮
过思，过劳，肺、
肠热，火旺

眼梢变化
甲状腺有异状

眼下变化
女性子宫异常，荷尔蒙失调

颧骨变化
内分泌不平衡

鼻翼变化
生殖系统或
卵巢机能出现问题

右脸颊变化
肺功能有阻碍

左脸颊变化
肝燥，
功能不顺畅

嘴角周围变化
妇科疾病，
子宫卵巢异常，便秘

下巴变化
内分泌严重出现问题

图2-5 毒素在脸上看得到

注：变化包含色斑、长痘、皮肤状态异常等。

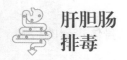

二、从虹膜和舌诊看肠道问题

在大约三四十年前，我到国外去参加一个讲座会，接触有关虹膜观测的基本解说。回国后特意去书店买了好几本有关虹膜观测学的书籍，其中包括虹膜学创始人Dr. Bernard Jensen的著作译本《实用图解虹彩学》。于是便开始研究虹膜学，后来也开始教导虹膜学，并在国外一家自然疗法学院担任教育总监，大力推广虹膜学研究，在马来西亚、新加坡、泰国、印尼等几个亚洲区域培养出不少学生。

通过对虹膜学的研究，我发现人体健康的核心就在肠道，肠道的健康决定了全身健康。

我经常通过观察虹膜（见图2-6）和舌，准确地推测出一个人的肠道健康状况，并给予他适当的保健建议。在虹膜图谱（见图2-7）里，肠道是最重要，也是占最多位置的。胃肠区占了虹膜的1/3，有些"大肚腩"或胃口很大的甚至占了一半。毒素处在不同的位置，身体机能便会出现不同的反应。

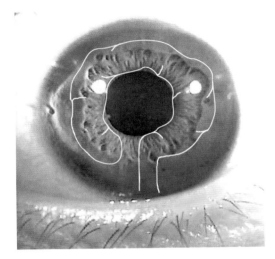

图2-6 虹膜

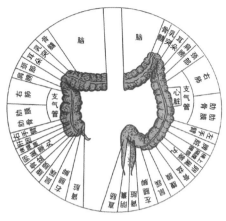

图2-7 虹膜图谱

若某个部位堆积毒素或宿便，会反射于虹膜。例如：当结肠部位呈现扩张并出现带状深色斑点，表示结肠胀气且毒素沉淀；从此处便可推断出排泄不正常，宿便囤积，可能引起肠道肿瘤。

瞳孔的外沿就是反映胃的部位，在胃环的外圈就是肠道的反射区，并且通过神经经络系统贯连人体全身，由头到脚、由内到外各个器官组织（见图2-8）。

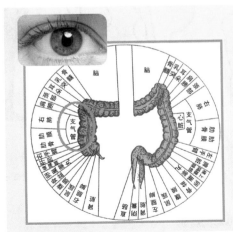

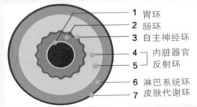

- 肠道内毒素囤积在不同的部位，将引起各不同的疾病。
- 例如：毒素聚积在升结肠，可能有支气管衰弱或呼吸系统障碍。

1 胃环
2 肠环
3 自主神经环
4 内脏器官
5 反射环
6 淋巴系统环
7 皮肤代谢环

图2-8 肠道毒素与全身疾病都有关系

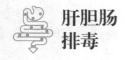

当肠道产生问题（如胀气、便秘、宿便、下痢等）时，肠道内的毒素就轻易地扩散到其他的器官组织。停留太久的粪便会依附在肠壁上形成宿便。如果人体肠道的排毒系统没有正常运作，当肠道内的毒素溢满，毒素就会开始转移到其他的部位。先是到肝脏，然后到肺、血液、淋巴结、骨髓、皮肤……这样，不但皮肤出现问题，人体也会加速老化，从而危害健康。

我通过虹膜可以看到肠道毒素黏在不同的位置，毒素积存在一些位置久了，相对应的器官和位置就会产生疾病，身体机能便会出现不同的反应。同时，肠道的中心点邻近子宫，所以肠道不健康的女人大多数都有妇科方面的问题。

人身上的每一个脏器都是相互关联的，绝不是单独存在的，所以，其中一个脏器出问题，其他脏器的功能一定受影响，渐渐产生一连串严重的问题。从许多虹膜出现问题的例子上可以看到，肠道毒素非常严重的人，身体很多部位都会产生严重的问题（见图2-9）。

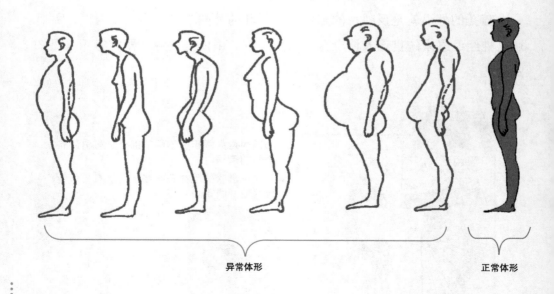

异常体形　　　　　　　　　　正常体形

图2-9 毒素对体形的影响

三、亚健康自我检测

以下30种症状中（见表2-1）：

若你的累积总分超过30分，则亚健康状态明显，必须马上开始排毒。

若你的累积总分超过50分，则开始向慢性疾病转化，必须坚持做3个以上疗程的排毒。每一个疗程为期4个月，调理恢复后再进行平衡维护。

若你的累积总分超过80分，则机体将发生器质性病变，必须在营养专家的指导下进行长期排毒。

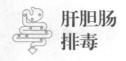
表2-1 亚健康自我检测表

症状	症状	分值	症状	症状	分值
常感疲劳	眼花头晕	3分	憋气气急	呼吸急迫	3分
头昏脑涨	不易复原	3分	心悸心慌	心律不齐	3分
久站头晕	眼花目眩	3分	注意力分散	思维肤浅	3分
精力下降	动作迟缓	3分	胸痛作闷	心胸压迫	3分
晨不愿起	昼常打盹	3分	耳鸣耳背	晕车晕船	3分
不易入眠	多梦易醒	3分	腰酸背痛	疲惫乏力	3分
肢体酸软	力不从心	3分	口舌溃疡	反复发作	3分
局部麻木	手脚易冷	3分	舌生白苔	口臭自生	3分
体重减轻	体虚力弱	3分	味觉不灵	食欲不振	3分
懒于交际	情绪低落	3分	掌腋多汗	舌燥口干	3分
精神焦虑	紧张不安	3分	自感低烧	夜常盗汗	3分
兴趣变淡	欲望骤减	3分	反酸嗳气	消化不良	3分
忧郁孤独	自卑郁闷	3分	鼻塞流涕	咽喉疼痛	3分
健忘多疑	熟人忘名	3分	易患感冒	唇起疱疹	3分
遇事激动	无事自烦	3分	便稀便秘	腹部饱胀	3分

四、西医的肝脏功能检测

西医肝功能检验指标见表2-2。

表2-2 西医肝功能检验指标

序列	中文名称	英文简称	数值	单位
1	总蛋白	TP	6.3~8.5	g/dL
2	白蛋白	ALB	4.0~5.5	g/dL
3	球蛋白	GLB	2.0~4.0	g/dL
4	白蛋白球蛋白比率	A/G	1.2~2.5	#
5	总胆红素	TBil	0~21	μmol/L
6	直接胆红素	DBil	1.7~6.8	μmol/L
7	间接胆红素	IBil	1.0~14.0	μmol/L
8	碱性磷酸酶	ALP	35~100	U/L
9	丙氨酸氨基转移酶	ALT	0~40	U/L
10	天门冬氨酸氨基转移酶	AST	0~40	U/L
11	γ-谷氨酰转肽酶	GGT	7~45	U/L

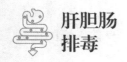
五、中医的肝脏功能检测

西医一般常说：心、肝、脾、肺、肾；中医常谈的却是：肝、心、脾、肺、肾。

根据西医解剖学，肝的邻近脏器有：心包、心脏、肺、食管、胃、结肠、十二指肠、肾和肾上腺。肝脏有病时会影响这些器官的功能，同样，这些器官的病变也会影响肝脏。

根据中医学的整体观念，人体的各组成部分之间都密切联系。人体是以五脏为中心的有机整体，而肝在中医来说是五脏之王（见表2-3），是最重要的。而且中国气功在修炼五脏时要求的顺序是肝、心、脾、肺、肾，不能随便颠倒顺序。

在中医的病理研究来说，肝主疏泄、藏血，开窍于目、其华在爪。

肝主疏泄的功能主要表现在调节精神情志，促进消化吸收，以及维持气血、津液的运行三方面。肝健康的人，视觉清晰，指甲红润、坚韧；若指甲枯槁、软薄、凹陷或变形，视物模糊、夜盲等，都显示肝功能病变。肝脏是维持生命健康和新陈代谢的重要器官，肝的经脉循行于胁肋、小腹和外生殖器等部位，因此，这些部位的病症也多数从肝论治。

表2-3 五脏功能

五脏	主要功能
肝	肝是五脏之王，运化全身之血而消化全身之毒，让五脏六腑在现代毒素无处不在的环境之下，能健康地运转
脾	脾过滤血液、摧毁老化红细胞，并生产淋巴细胞，净化血液及维持新陈代谢
肺	肺提供身体内所需氧气。肠、肺、皮肤互为表里。肠不干净，肺就会有毛病，皮肤也不会健康。只要能让肠干净，肺就能活化，皮肤就能健康
肾	肾过滤血液中的尿酸，帮助减轻身体处在酸性能状态。可中和体内之酸性、活化血液之代谢即可减轻肝脏之负荷，而皮肤等于4个肾脏，所以多流汗会对肾脏有莫大的帮助
心	心脏的压缩和扩张帮助输送血液到全身，供应全身细胞所需之氧气和营养，帮助淋巴代谢和各器官的排毒运作

《素问·灵兰秘典论》说："肝者，将军之官，谋虑出焉。"《素问·六节脏象论》说："肝者，罢极之本，魂之居也。"

肝主疏泄，也就是说肝可影响脾胃之气升降。肝失疏泄，胆汁的分泌和排泄就受到阻碍，脾胃的消化功能也会失调。此外，人的精神活动也与肝的疏泄功能有关。肝健康的人能很好地协调精神活动，常常保持舒畅愉快的心情、理智的思考和分析能力。

唐代王冰注释《素问》中说："肝藏血，心行之，人动则血运于诸经，人静则血归于肝脏。"

肝藏血，就是说肝脏有"储血库"的作用。即使在安静休息时，人体内的血液仍然在循环流动着，心血管内循环流动的血量称为循环血量。当我们运动或劳动时，血液循环就会加速，以适应生理功能的需要。然而，有一部分含血细胞较多的血液滞留在肝、肺、皮下和脾等处的血窦、毛细血管网和

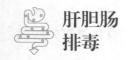
静脉内，流动较慢，这部分血量称为储备血量。

《张氏医通》中说："蓄血成胀，腹上青紫盘见，或手足红缕、赤痕，大便黑。"这就是肝硬化和肝硬化腹水的临床症状。腹胀和腹上呈现青筋是腹水和腹壁静脉曲张，乃是由于门脉承受高压和侧支循环的开放所致。手足红缕、赤痕的现象，就是一般所说的"肝掌"。由于肝脏也掌控激素灭活作用，当肝严重病变时，体内雌激素破坏减少，并蓄积在血液中，使小动脉发生扩张的现象。"肝掌"或"蜘蛛痣"可能就是这些部位小动脉扩张的结果。肝障碍会使大便呈黑，是因为食道或胃底静脉曲张破裂造成上消化道出血，经消化液的分解作用以及与多种物质如胃酸、肠液、亚硝酸盐、硫化氢等接触后，使亚铁血红蛋白（红色）氧化为高铁血红蛋白（棕色），或使血红蛋白所含的铁转变为硫化铁（黑色）而形成黑色的大便。

因此，从现在开始要好好爱护、调养您的肝脏（见图2-10）。以下的自我检查表（见表2-4，表2-5）可以帮助您了解肝脏的健康状况，一周内有3～4天出现下列症状，即可打"√"；若出现6个"√"以上的，就表示肝脏的健康受到威胁了。

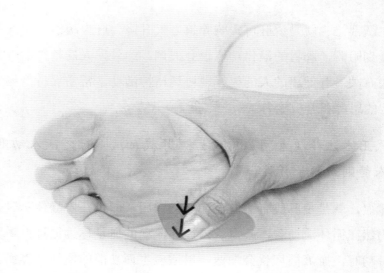

图2-10 按压肝足底反射区能调节肝的功能

表2-4 肝脏自我检查表

诊法	症状	肝脏的症状
望	☐ 面色泛红 ☐ 易怒烦躁 ☐ 眼睛可见红丝	肝阳上亢、肝阴不足、肝火上炎 肝阳上亢、肝火上炎、肝气郁结 肝阳上亢、肝火上炎
闻	☐ 口臭、体味重	肝阳上亢、肝火上炎
问	☐ 头重脚轻、脚部轻浮 ☐ 头晕胀痛、目眩 ☐ 内耳肿痛、耳鸣如潮 ☐ 口苦 ☐ 口干舌燥、口渴 ☐ 心悸、健忘 ☐ 浅眠、多梦 ☐ 胸闷、胸隐隐痛 ☐ 胸胁灼痛 ☐ 腰气酸软 ☐ 腹胀、腹痛 ☐ 两手、足心发热 ☐ 潮热盗汗 ☐ 尿深黄、浑浊 ☐ 便秘 ☐ 月经不调 ☐ 脉象强劲、搏动快速	肝阳上亢 肝阳上亢、肝阴不足、肝火上炎 肝阳上亢、肝阴不足、肝火上炎 肝火上炎 肝阴不足、肝火上炎 肝阳上亢 肝阳上亢、肝火上炎 肝气郁结、肝阴不足 肝火上炎 肝阳上亢 肝气郁结 肝阴不足 肝阴不足 肝火上炎 肝火上炎 肝气郁结 肝火上炎
切	☐ 脉象强劲、细且快 ☐ 脉象强劲、有力 ☐ 脉象强劲	肝阳上亢、肝阴不足 肝阳上亢 肝气郁结

注：参考资料：陈宗潮.五脏保养书：养生宝典[M].南昌：江西美术出版社，2007.

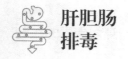
表2-5 肝脏健康与右脚拇指的关系

名称	说明
右脚拇指	若有向上翘或肿胀，即表示肝脏可能已经肿大起来； 若感觉发硬，即表示肝脏可能已经开始硬化
按摩健康法	使用食指和中指的关节，在肝脏反射区上下按压； 可以按压相关的经络，例如：胆囊反射区（右脚脚背）和十二指肠反射区（左右脚脚踝）； 可以刺激淋巴反射区，将按摩棒置于各脚趾间，以脚趾用力夹按摩棒

六、五行与五脏的关系

根据中国的"五行学说"，五行之间关系是相生相克的（见图2-11，表2-6）：木生火、火生土、土生金、金生水、水生木，金克木、木克土、土克水、水克火、火克金。人体五脏（肝、心、脾、肺、肾）在五行中与木、火、土、金、水相对应，因此，五脏也存在着相应的相互关系。如：肝属木；肝发病则可能传到脾，因为肝（木）克脾（土），于是在治疗上会注重脾的调理，以防疾病传变。同时，对于肺（金）和肾（水）的情况也需多加留意。

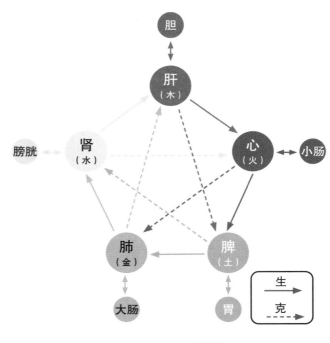

图2-11 五行学说图

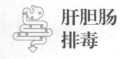

表2-6 五行对应关系表

名称	对应关系				
五行	木	火	土	金	水
五脏	肝	心	脾	肺	肾
五色	青	赤	黄	白	黑
五气	风	暑	湿	燥	寒
五方	东	南	中	西	北
在志	怒	喜	思	悲	恐
在时	春	夏	长夏	秋	冬
在窍	目	舌	口	鼻	耳
变动	握	忧	哕	咳	栗
其声	呼	笑	歌	哭	呻
其音	角	微	宫	商	羽
其味	酸	苦	甘	辛	咸
其臭	臊	焦	香	腥	腐
其液	泣	汗	涎	涕	唾
其藏	魂	神	意	魄	志
其脉	弦	洪	缓	毛	石
其腑	胆	小肠	胃	大肠	膀胱
其合	筋	脉	肉	皮	骨
其荣	爪	色	唇	毛	发

七、肝脏疾病症状解析和调养

肝脏疾病症状解析和调养见表2-7。

表2-7 肝脏疾病症状分析表

症 状	解 析	调养药材
口苦口干、腹胀满、腹痛、尿黄、便秘	肝失疏泄，可影响脾胃的功能和胆汁的排泄，从而出现消化功能异常的症状，如食欲不振、消化不良、腹胀、腹泻等	三花清肝茶 菠菜 柴胡
潮热盗汗、头晕胀痛	肝气太盛化火又可生风，会出现眩晕、抽搐、震颤等症，此又称为肝风	茵陈舒肝茶 芥菜 芹菜粥
水肿、腹水	肝的疏泄功能还体现在疏利三焦、通调水道。肝失疏泄，有时还可出现水肿、腹水等症状	玉米须 车前子 蛤蜊蒸姜 菠菜猪肝汤
口臭、头晕、胀痛、头重脚轻、面红、易怒、耳鸣如潮、目赤、内耳肿痛、心悸、健忘、烦热、失眠、多梦	肝气太盛或肝气郁结，可以化火（发热气），出现头痛、急躁易怒、头晕、耳鸣、耳聋、目赤等症，一般称为肝火旺	茵陈疏肝茶 菠菜猪肝汤 芥菜、牡蛎
胸腔灼痛、胸闷、胸痛、腰膝酸软、月经不调	气是血液运行的动力，气行则血行，气滞则血瘀。若肝失疏泄，气滞血瘀，胸胁可能会刺痛，甚至产生肿块。女性还可出现月经不顺、痛经和经闭等症状	菠菜猪肝汤 柴胡、香附

注：参考资料：陈宗潮.五脏保养书：养生宝典[M].南昌：江西美术出版社，2007.

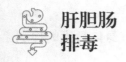

八、自我健康测试

肥胖、水肿、失眠、焦躁、痛经……这些扰人症状紧黏着你不放，而你却又找不出哪里出问题了。不妨做做小测验（见表2-8），若项目勾选得越多，其类型的停滞就越严重；若这三类型都勾选3个以上，就表示你的气、血、水都很不顺。

以下是一些中西医的肝胆肠健康状态检测的方法。希望大家好好了解一下自己的肝胆肠。看看您是否需要排毒，是否需要平衡维护呢？

表2-8 自我健康测试表

气不顺：导致代谢停滞、失眠、焦躁、烦闷	血不顺：导致血脂肪增加、痛经、手脚冰冷	水不顺：导致水肿、容易疲劳、腹胀、四肢酸痛
□ 容易因为压力而感到焦躁 □ 肚子觉得有肿胀感 □ 经常叹气 □ 一紧张身体状况就会变差 □ 很容易打嗝或排气 □ 晚上常无法入睡 □ 有便秘的情况 □ 容易觉得胸闷 □ 经常胃痛恶心 □ 月经周期很乱 □ 经血颜色偏黑	□ 痛经状况相当严重 □ 月经带有血块 □ 荷尔蒙失调 □ 经前腹部特别肿胀 □ 肩膀酸痛的情况严重 □ 手脚经常冰冷 □ 气色很差 □ 经期往后延 □ 容易瘀青和疤痕难消 □ 局部有肿块或刺痛感 □ 舌苔有紫色斑点	□ 下半身较胖 □ 肚子里像有积水 □ 怕热、多汗 □ 体重加重 □ 容易疲劳 □ 上厕所的次数不是极端的多就是极端的少 □ 脚或脸容易水肿 □ 喜欢喝冰冷的饮料 □ 常常吃甜食 □ 消化不好 □ 容易口干舌燥 □ 身体四肢酸痛
属于"气"的停滞 气滞容易有腹部的胀满感，加上焦躁烦闷等情绪压力，使得代谢停滞	属于"血"的停滞 血液浓稠、血液循环差、肌肤容易缺水、疼痛、血脂也会过高	属于"水"的停滞 身体变重且易疲劳，尤其爱吃冷食物的人，水肿情况更是常见

注：参考资料：陈宗潮.五脏保养书：养生宝典[M].南昌：江西美术出版社，2007.

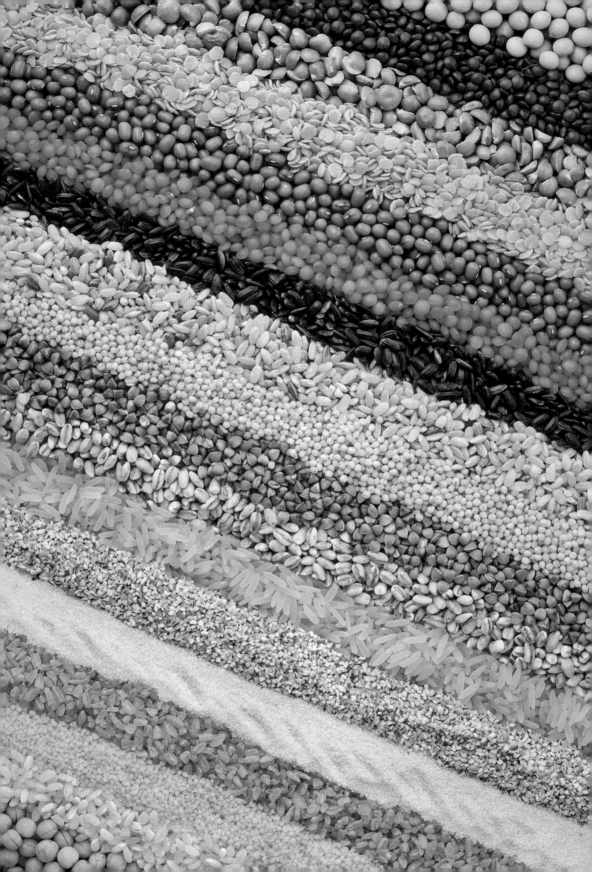

先解毒，才能排毒

　　肝胆肠排毒是人体排毒之根本，因此，应先进行肝胆肠解毒，再进行九大排毒。人体重要的九大排毒系统只有运作顺畅，身体才不会因累积毒素而中毒。

　　所有治疗都必须气血顺畅、无阻碍才能有效，否则食物、营养物、药物反而会变成毒素。

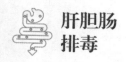
一、"肝胆"解毒，"肠"排毒

食物进入体内后，若12～18个小时还没有排掉，就会变为身体的负担，转变为有毒物质。在人体所有的分解和代谢过程中，总会产生"副产品"，这些"副产品"就是毒素，并且几乎都是带酸性的。

食物中所含的各种有害物质，以及在肠道内代谢产生的毒性物质，在肝脏内经过氧化、还原、乙酰化、甲基化等多种化学反应，转变为无害的物质，如图3-1所示。血液和淋巴内的毒素都有赖肝脏过滤处理，将它们分解代谢或转化。若肝脏负荷过重，毒素的处理过程不够完整，就会导致血液污浊、免疫系统失调、代谢紊乱等种种问题，造成体质酸化，容易产生疾病。

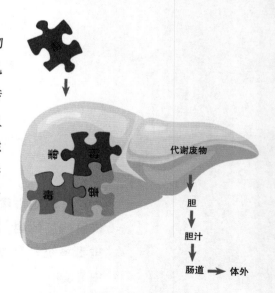

图3-1 解毒示意图

1. 肝胆肠排毒，带动全身九大排毒系统，等于全身排毒

通过一些保健食品、食疗、自然疗法、恰当的运动，或者通过健康器材辅助，为肝胆肠功能运作提供所需要的种种条件，帮助肝胆肠净化，并恢复正常运作，同时活化各器官组织的运作。换句话说，九大排毒的关键就在于肝胆肠排毒。肝胆肠排毒能让人体的其他部位排毒更有效率、更彻底，而且更"清"！

净化肝胆肠是促进新陈代谢、全身净化的最佳途径，使细胞健康，还能排出多余脂肪、宿便、毒素等体内废物。

在第一章里，我们已经谈到了毒素的运行，常常是由肝胆肠转至全身。肠道消化分解食物后，产生各种毒素。体内的毒素，必须由肝胆进行排解，否则人体就会中毒。肝脏促进胆汁分泌进行解毒，然后渗入胃、小肠，透过血液影响免疫系统。而肝脏每分钟通流的血液高达1kg以上，从上腔静脉来到心脏，通流至肺以及五脏六腑。这些毒素向外，到达皮肤；入内将渗入骨髓（这是非常严重的事，骨髓里的毒素最难排除）。

2. 内在医生为人体健康把关

我常常强调：所有治疗都必须气血顺畅、无阻碍才能有效，否则食物、营养物、药物反而会变成毒素。先除去体内的毒素，才能让身体的各系统有效地运作，为身体打下健康的基础。人体细胞需要充足的营养、水分和氧气才能活跃强健，帮助人体进行完整的生理活动。

人体是一个完整的结构，却是由不同的"系统"组成：血液系统、淋巴系统、神经系统、呼吸系统、消化系统、排泄系统、免疫系统、内分泌系统等。这些"系统"互相影响、互相牵制，规律平衡地运作，让身体处于最佳的状态。

通过第一章，我们了解到最终进入血液，尤其是从小肠吸收的营养或毒素（如酒精），都将经过肝过滤、分解、转换、储存、排解（见图3-2）。而各器官本身在新陈代谢过程中产生的废物（如乳酸、氨）也随血液经静脉

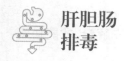

回流至心脏。血液通过动脉再次进入肝脏进行净化。当肝脏功能在高负荷下运作，肝功能将下降、退化。血液的品质也跟着下滑，污浊黏稠血液逐渐形成，毒素将随血液流往皮肤、淋巴、肌肉、组织、神经、内脏甚至延伸到骨头，导致人体产生严重疾病。

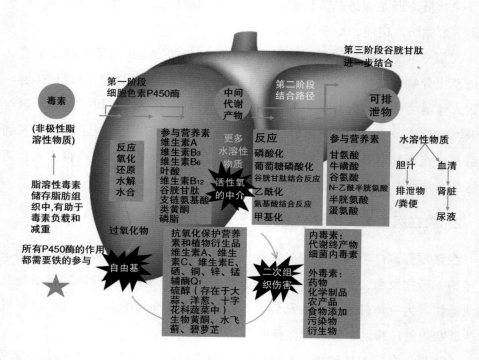

图3-2 肝脏解毒路径和所需营养

二、肝胆肠与其他身体系统的关系

人体消化系统（见图3-3，表3-1）包括食道、胃、小肠、大肠和肝脏、胆道、胰脏。食物消化时，需要一些消化液来帮忙消化，不然食物的营养就不能被吸收。而肝、胆、胰正是制造和分泌这些消化液的器官（更多有关消化道酶的作用的讨论，请参阅第五章）。

现代人的饮食一般都缺少酶、有机矿物质和维生素，加上大量肉食、高油脂饮食、缺少运动，导致肝胆功能发生障碍。胆管压力提高，胆汁也被浓缩达20多倍。在浓缩的胆汁中，其内含物的结晶和沉淀很容易形成结石，而且也容易造成胆囊和胆管堵塞，结果导致肝脏变大，使肝周围组织受到挤压。这使动静脉也受到压迫，对于血液输送营养和氧气造成不良影响，结果导致肺、脾、胃等器官功能障碍，引起亚健康状况。

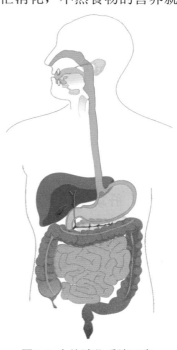

图3-3 人体消化系统示意

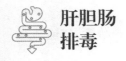

表3-1 人体消化系统

◇ 食物一进入口中，就开始引起体内各种消化酶的分泌
◇ 消化酶的来源主要是十二指肠的黏膜细胞及胰脏

◇ 肝脏产生胆汁储存在胆囊内，在十二指肠受到食物刺激时，胆囊也通过胆管将胆汁分泌至十二指肠内

◇ 胰液及胆汁都含有大量的碳酸氢盐类（HCO_3^-），可将来自胃的酸性食物中和
◇ 胰脏将大量的消化酶通过胰管分泌到十二指肠内

◇ 当食物进入十二指肠时，肠黏膜就释出激胆囊素来促进胆囊收缩。胆汁流入十二指肠中，帮助消化脂肪
◇ 食物中的脂肪会在胰脏分泌的消化酶作用之下，分解为脂肪酸和甘油
◇ 这个时候，胆汁具有活化的特性，让这些消化酶更有效率地运作

1. 当肝脏细胞产生问题时

（1）肝脏细胞被堵塞及胆管中发生栓塞，还会挤压肝上皮细胞而导致萎缩，造成肝器官结构改变。

（2）一部分血液不通过肝脏沿门静脉流动，而是绕着流动，形成侧支循环，即与上肠系膜和下肠系膜静脉及直肠静脉等相接通，很容易形成脾大。

（3）脾功能淤滞，还可能形成胰腺营养障碍，使糖尿病难治愈。如果造成胃和肠静脉淤滞，就会破坏胃肠的分泌和吸收功能，从而导致食道、胃、肠及直肠出血，导致妇女经血过多、腿部血栓、痔疮等。

2. 肝功能低下对其他脏腑的影响

以上分析让我们了解到肝脏的解毒净化功能下降，会严重影响五脏六腑的功能运作，要减低毒素对各大器官的侵害，必须先提升肝脏的解毒净血功能。而唯有先解毒，人体的排毒才能完善展开，接下来才能为大排毒系统进行对症调理，提升与平衡各器官的能量运作，则健康重建才能做得到（见表3-2）。

表3-2　肝脏功能低下或衰竭的影响

肝脏功能低下或衰竭	解毒功能退化→	体内毒素不能有效分解，血液转为黏稠污浊，严重影响循环系统的顺畅。五脏六腑的供血出现不足，导致器官受损或功能下降态	心与脑	心脏负担加重可能引发高血压。冠状动脉出现阻塞则引起心脏供血不足形成心绞痛、心肌梗死等心脏问题。脑病变则依严重度可分为四期：第一期有情绪、性格及睡眠形态改变，第二期病人发生嗜睡、意识混乱及扑击样震颤（flapping tremor）等，第三期可见重度意识混乱、嗜睡但仍可唤醒，第四期为意识丧失，呈现昏迷状态
			血管	血管出现阻塞或动脉硬化，脑血管硬化容易造成脑中风。由于肝脏制造凝血因子功能障碍，内毒素血症激活凝血系统等原因，可出现皮肤出血点、瘀斑、呕血、便血等
	蛋白质合成受阻受干扰→ 激素形成受阻→	白蛋白合成受影响导致血液渗透压失衡引起四肢浮肿、腹水等问题。参与血液凝固的重要蛋白质也由肝脏制造，缺少时易引起瘀青或出血。而体内荷尔蒙与酵素的形成也需要蛋白质的参与如成长因子IGF，对成长发育影响重大	肺	肺内黏膜会分泌增多形成痰，以协助排解毒素。肺也会因为心脏效率不佳而引起肺部血流不畅，导致气体交换不良，进而引发肺积水、肺气肿或呼吸困难等症状
			肾	肾在正常状况下会提升其排毒反应，以协助降低肝脏负担，部分毒素会从小便排解，可能出现尿频、蛋白尿现象。然而当肝脏过度受损，蛋白质合成受阻严重，会影响体内血液渗透压，水分大量滞留组织体液而无法顺利排解，此外激素分泌（如肾上腺）失调，会导致血压升高，心跳加速，肾脏运作过度等现象，这会进一步对肾脏形成伤害。此外甲状腺或成长激素IGF若受干扰，连同肾脏的失衡，对骨头或骨髓的形成都有重大影响
			腺体	内分泌失调，将影响人体的成长、睡眠、肌肉骨头建造、自律神经运作等问题

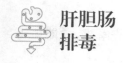
肝脏功能低下或衰竭	肝门静脉高压→	严重影响胃、脾、胰、肠的血液回流，这会导致胃胀气、胃酸倒流、消化不良、胃痛甚至胃穿孔等问题	胃	胃的血液循环受阻会引起胃酸分泌失调或胃黏膜分泌失衡，这会导致胃胀气、胃酸倒流、消化不良、胃痛甚至胃穿孔等问题
	转换代谢不良→	脂肪、糖类、维生素、激素等的代谢分解由肝脏负责。代谢异常可引发低血糖（因葡萄糖合成降低），加重脑病变及脑伤害；低白蛋白血症（因合成降低）引起水肿及腹水；凝血机能异常（因凝血因子合成降低）引起出血，如胃肠道及颅内出血；代谢性酸中毒（因乳酸堆积）引起心血管机能障碍等	脾	脾脏的血液循环受阻会导致肥肿，红细胞、白细胞的回收过滤受阻，淋巴免疫系统也会受影响，抵抗力急速下降
			胰	胰脏功能失调再加上糖类分解转换失常，胰岛素分泌可能进一步出现不足症状，这将引发高血糖，糖尿病问题
			十二指肠	黏膜分泌失调，胆胰分泌失衡，容易导致十二指肠溃疡
			小肠	小肠血液循环受阻，会导致吸收不良、过敏、腹痛、腹泻等问题
			大肠	大肠供血回流失衡，影响肠道黏膜分泌、蠕动失常，水分调节失衡，引起便秘腹泻等状况
	排泄功能→	胆汁制造急剧下降	胆	胆汁从肝脏分泌而来，当胆汁量不足时，在消化道里对油脂的分解吸收将大受影响，容易引发肥胖、腹泻、胆固醇高等现象。胆汁排解不良，渗入血液，黄疸出现。开始见尿色加深，很快出现皮肤、黏膜及虹膜的黄疸，并迅速加深

三、肠道产生障碍的情况

我们来看看一棵树，如果它树干粗壮、树冠很大，粗壮的根向周围土地生长，深扎进土地里，它就可以从地下吸收养分，让枝茎长得结实英挺，展现出枝叶茂盛的生命力，植物生长都需要将根系深深的扎进土壤汲取养分和水分。

我们人体肠道，就好比植物的树根。树根和根际微生物对植物健康有多重要，那肠道及其肠道微生物对人体健康就有多重要，两者在功能和特性上是相似的。肠道和树根都是相对开放的一个微生态系统，它们为宿主提供了丰富的生态环境，繁殖着大量的微生物。两者都是获取营养物质的重地，也是分解转化污染物、抵御病原菌入侵的重要场所。植物的根不健康，不仅仅表现在养分周转不足的问题上，还表现在无法分解污染物或无法抵御病菌侵害；那人体的肠道不健康，那又会是什么样的情况呢？

小肠长4～6米，肠道壁上均匀地排列着很多绒毛，绒毛就是用来吸收营养和水分的。小肠里面几千万根的肠绒毛，各存在约5000个营养吸收细胞。因此，整个小肠有1500亿个营养吸收细胞。随着年龄增长，小肠上皮细胞数量减少，黏膜会变薄，同时消化液分泌减少，导致不能完成黏膜绒毛的完全

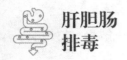

更新，从而使绒毛老化及数量、面积减少，直接影响营养吸收。最近有医学报道，人体在40岁左右肠腺内的干细胞会明显减少，肠道绒毛会加速老化，如果没有照顾好肠道的健康，2/3的绒毛可能会被肠道毒素侵害，如图3-4所示。

试想想：如果一棵大树只剩下1/3的树根吸收养分，这棵树能长得好吗？

同样的道理，如果大部分的绒毛被"毒死"，那这个人还可能健康长寿吗？

树根的健康是植物健康的一个根本，肠道的健康也是人体康健长寿的基础。土壤是树木的营养来源，有好营养来源就可以种好一棵树。如果土壤的营养被掏空，取而代之的是塞满垃圾或农药的泥土，那么树木就很难活得好了。就好比人们吃下去的食物，你吃什么，肠道就吸收什么。

当肠道产生问题（如胀气、便秘、宿便、下痢等），肠道内的毒素就会轻易地扩散到其他的器官组织。因为消化不良而造成肠内腐败时，不但干扰营养成分吸收，肠道毒素也会使血液污浊、黏稠，毒素很快地会循环到全身，引发各种健康问题。

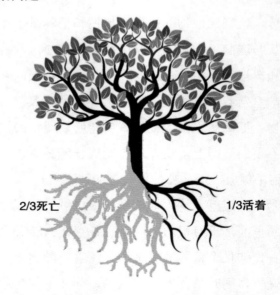

2/3死亡   1/3活着

图3-4 现代人到40岁左右，肠绒毛剩下1/3

四、全身净化的步骤

1. 人体净化的第一步：肝胆肠全身净化

肝脏是体内解毒的器官，其功能的强弱决定了血液的品质，人体所有的血液都会被运送至肝脏进行解毒转换，肝脏从肝门静脉接受消化系统（脾胃胰肠）的回流血液。这些血液不只有从小肠来的营养素，更混杂了脾胃胰肠自我代谢的废物以及大肠吸收的有毒物质。

除此之外，肝脏也接受从大动脉（心、肺、肾与全身组织细胞的血液）流入的血液。简单地说，整个身体的血液都汇集到肝脏，等待被分解净化后再一次回流入循环系统。故此，肝脏的功能决定了血液的质量。

肝脏除了能转化、分解有害物质，如酒精、尼古丁、药物等毒素外，同时也肩负着体内糖类、蛋白质、脂肪、维生素及激素等的代谢转换（这些虽然都是人体的营养物质，若摄取过多，转换不良，不但加重肝脏负担，也对身体有害）。

肠道的毒素是癌症的根源！

人体80％的免疫细胞，其实都是在肠道里。肠道黏膜会分泌大量的免疫

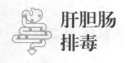

细胞，及时清理肠道里面的废物，就能让免疫细胞很好地发挥作用，对于免疫系统来说是非常关键的。肠道毒素非常严重的人，身体很多部位都产生严重问题。肠道绝对不能堵。肠堵了病就来了，从小病变大病，甚至癌症。

2. 人体净化的第二步：九大排毒系统

为了让人体的排毒更完整，我依据多年的经验设计了九大排毒系统（《找到癌症的根源》中有详细记载）。在此，仅从保健食品的选择、食疗的方式和健康器材的选择及使用等方面，做一简要叙述，以让读者朋友们大致了解。

◇九大排毒系统之一：**肝胆排毒（排胆石不需动刀）**

摄取酶、良菌和高纤维食物能保护肝脏，增强人体排毒功能，进而降低患上癌症的危险。

◇九大排毒系统之二：**肠道排毒（斩掉癌症的根源）**

人体70％的淋巴结聚集在肠道周围，清肠可让免疫力加倍。

◇九大排毒系统之三：**心灵排毒（快乐让疾病消失）**

养成快乐的性格，因为乐观的生活态度是健康的基础。

◇九大排毒系统之四：**肺部排毒（多唱歌）**

肺部是人体吸收能量的地方，也是情绪控制的器官之一。

◇九大排毒系统之五：**血液排毒（也许不用长期吃高血压的药）**

血液必须顺畅地将氧气和营养输送到全身，并将体内废物代谢、排泄掉。

◇九大排毒系统之六：**淋巴排毒（淋巴畅通免疫力强）**

淋巴系统是人体重要的防御系统，却也是癌症转移的路线。

◇九大排毒系统之七：**肾脏排毒（初期的肾病可不用洗肾）**

少排汗的人体内重金属累积、尿酸过高、蛋白质过高，可能引起肾脏问题。

◇九大排毒系统之八：**皮肤排毒（皮肤病不用药，美肤要用对仪器）**

皮肤的排毒功能可比四个肾脏，要是能够大量排汗，肾脏病可能不药而愈。

◇九大排毒系统之九：**睡眠排毒（睡得好，心情好，不会老）**

睡眠除了修复70％身体上的损耗，平衡体质，它也会修复心灵上的创伤。体内毒素累积越多，越深入，人体的能量水平也跟着走下坡路。前期酸、痒、麻、痛——显示能量仍足够推动我们的警报系统（神经系统仍处于敏感、知觉反应良好阶段），然而持续毒素累积恶化下去，能量将进一步衰退。此时连发动警报的能量也不够，身体的神经知觉反应越来越迟钝，思维变缓，反应慢，对恶化的病情出现麻木、无激烈反应等现象，器官开始退化也不自觉（糖尿病患者至严重时视力受损，手脚易无知觉；高血压患者从早期感觉头痛，至后期的无感状态）。这阶段显示神经系统已被毒素破坏，警报系统已彻底被摧毁。

当人体进行排毒，并获得能量的补充提升，神经与知觉逐渐恢复，整个修复过程中身体将再一次经历：无感觉（无警报）→痛→麻→痒→酸→感觉活力健康，这就是所谓的"好转反应"（见图3-5）。它显示人体能量在不断提升的状态，各种人体自愈的系统在能量补足下展开不同阶段的修复工作，因而再度产生"警报"。但是很多人会对好转反应产生恐惧，并在症状出现时停止了治疗，或应用各种镇压手段（如止痛药）减低症状的发生，孰知此举干扰了修复过程，甚至破坏了应有的进展。

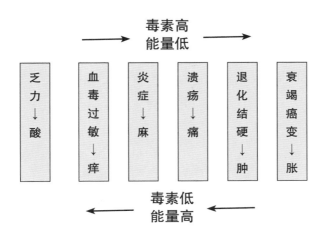

图3-5 排毒过程中好转的瞑眩反应

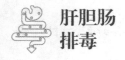

3. 人体净化的第三步：养生平衡调理

先了解身体的状况，找出病的源头后，再着手进行排毒，效果将事半功倍。了解自身状况后，就可以从九大排毒疗程（自然疗法）中选择针对性的调理，针对性地调理失衡的器官系统，加快排毒和修补，提升并强化器官系统的功能，恢复其整体平衡（见图3-6）。

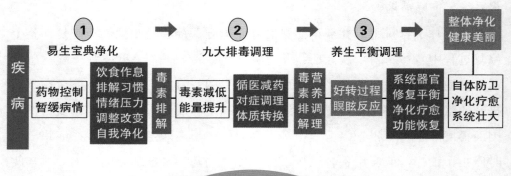

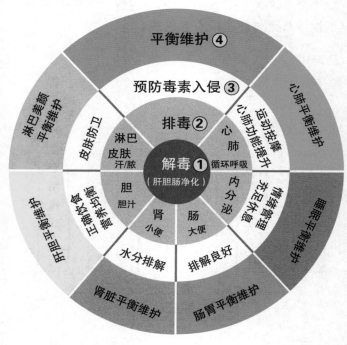

图3-6 人体净化步骤

五、解毒→排毒→防毒→平衡维护

接着需自我探讨，在日常的生活习惯中做出适当的调整改变，规划长期的维护和养生计划，实践所学的养生知识于生活中。

（1）强化肝脏，强化身体的解毒功能。

（2）带动全身的排毒系统，包括心、肺、内分泌、肠、肾、胆、皮肤、淋巴等。

（3）预防毒素入侵，在饮食、作息、情绪和个人卫生方面都要注意。此外，也要培养正常的排泄习惯。

（4）平衡维护身体的机能，可通过各种针对性的自然疗法，也可定期进行换食疗法。

在日常生活中实践正确的养生理念，自然就能常保健康，轻松自在，亮丽快乐一生！

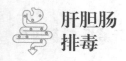

六、癌症转移与肝胆肠有不可分的关系

日本的一份癌症研究资料显示，各种癌症的发病和死亡比例的教据显示，大肠跟其他的癌症都有密切的关系。尤其是女性胃癌、大肠癌、肺癌、肝癌、乳腺癌、子宫癌及其他癌症的研究数据都指向大肠。这个观点，我在《找到癌症的根源》一书中已做过非常详细的讨论，毒素在肝胆肠之间的转移可见图3-7。

1. 毒素在肝胆肠之间相互转移的概率高

在治疗癌症的时候，可以看到类似以下的现象：大肠癌（包括结肠癌、直肠癌以及全部的大肠癌）在

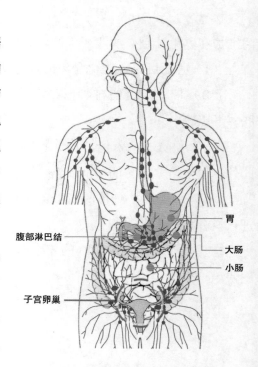

图3-7 毒素在肝胆肠之间转移示意

初诊时的转移模式，在做治疗的时候转移到肝、腹膜和肺的概率很高（见表3-3）。

表3-3 大肠癌转移模式病例（1994）

转移部位	结肠癌	直肠癌	大肠癌总数	比例
肝	402例	243例	645例	87%
腹膜	234例	82例	316例	
颈部淋巴结	9例	1例	10例	10%
肺	58例	44例	102例	
骨	3例	5例	8例	3%
卵巢	3例	3例	6例	
脑	3例	1例	4例	
皮肤	1例	1例	2例	
肾上腺	1例	0例	1例	
其他	5例	8例	13例	
病例总数	719例	388例	1107例	100%

从结肠癌转移到肝有402例，从结肠癌转移到腹膜234例，从结肠癌转移到肺则是58例。直肠癌转移到肝有243例，直肠癌转移到腹膜有82例，直肠癌转移到肺部有44例，直肠癌转移到其他部位只有19例。

由上可知，大肠癌转移到肝的病例竟然超过总数的一半，高达58％（645例），不难发现，大肠转移到肝和腹腔器官的概率高达87％。

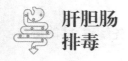

表3-4 大肠癌症治愈后转移复发模式（1984—1991）

复发部位	结肠癌	直肠癌	大肠癌总数	比例
肝	37例	31例	68例	
肝+局部	2例	3例	5例	
肝+骨	0例	2例	2例	53%
肝+肺	3例	8例	11例	
肺	14例	29例	43例	
肺+其他	1例	2例	3例	29%
局部	2例	13例	16例	
其他	7例	7例	14例	18%
总数	66例	95例	161例	100%

2. 大肠癌治愈后转移复发模式

至于大肠癌治疗后转移复发的模式（见表3-4），也非常清楚地显示发生在肝和肺的例子最多（82%）。复发于肝的病例高达42%（161例中占68例），包括肝＋局部、肝＋骨、肝＋肺等转移复发病例，概率竟高达53%。

其实，有很多疾病都和饮食过度和饮食不当有关。人体在处理食物的过程中，先是消化食物，将其转变为燃料，然后在线粒体内燃烧（内燃的过程）以制造能量 （与此同时也就产生了自由基）。吃多了，或者消化系统无法正常处理吃下去的食物，肠道里食物积滞容易产生有毒物质。

便秘是个大问题！可是往往却被许多人所忽视。在我搜集的不少数据中显示，大肠癌最常发生于乙状结肠，第二是在下直肠、接着是升结肠、上直肠以及直肠的乙状部位。

癌症并不可怕,只要知道癌细胞的成长条件,去除这些条件就会让癌细胞无法成长!就算已经患上癌症,只要拿掉癌的成长环境,我们也能抑止癌细胞生长、繁殖,让它枯萎、凋零!

3. 自然疗法:肝胆肠排毒与九大排毒

肝、胆、肠之间毒素的通流率非常高。肝胆肠的排毒对全身各个系统的运作非常关键。因此,我早年提出的九大排毒理论(也设计出九大排毒疗程、九大排毒套餐)中就包括了肝胆肠排毒。近来,我也特别针对肝胆肠排毒,设计出肝胆肠全身净化疗程套餐。在东南亚一些地区施行后,获得不俗的效果。结束疗程后的朋友们都获得了非常显著的健康改善这令我感到非常高兴!

肝胆肠内的毒素清除之后,各器官组织的运作顺畅,促进新陈代谢并强化排毒功能,也强化脂肪代谢率、分解死亡细胞和废物,只有人体重要的排毒器官活化才能让人体九大排毒管道更加活跃,使全身达到彻底净化。

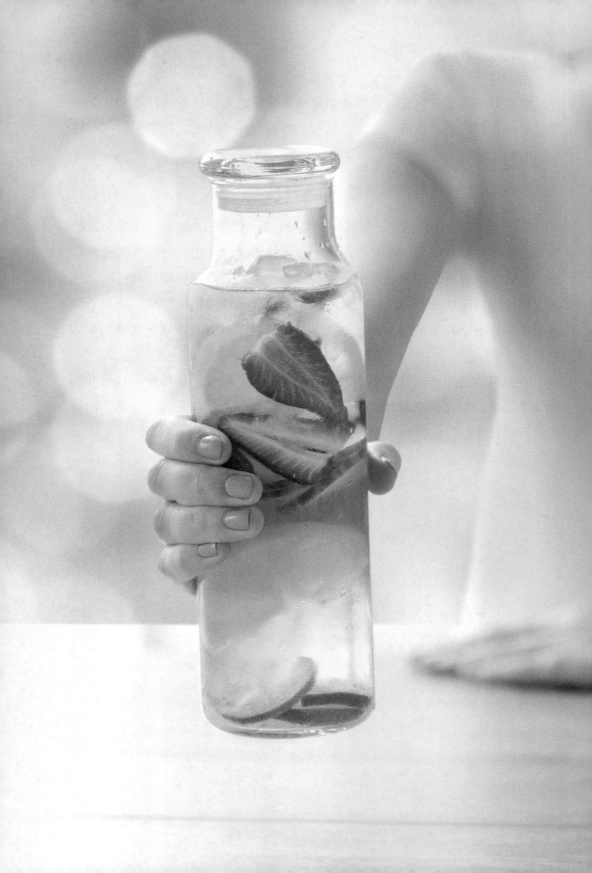

04

自然疗法
——肝胆肠排毒全身净化

先除去体内的毒素，才能让身体的各系统能有效地运转，让身体建立健康的基础。人体大量排毒时，也必然会感觉到很多不适与痛苦，这属于好转反应的现象之一。

当人体内的毒素逐渐排除时，疾病也将随之逐渐痊愈。

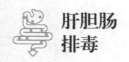

一、环境干净、代谢正常，细胞的寿命延长

人只有一种病，那就是"不通"！

人为什么会生病？

有两个主要原因：一个是"堵"，一个是"毒"。

既然知道了是这两个原因，那就很容易处理了啊！

有堵的，把它打通！

有毒的，把它排掉！

只需要能做到这两件事情：通堵和排毒，八成的疾病都能大大改善，甚至自愈！因为，排毒可以快速帮助改善细胞的品质！

无论是调整体质或调理疾病，又或者是减肥瘦身、预防衰老、美颜回春，我都以排毒为首要。排毒，是最重要的，也是重中之重！我常常强调：所有治疗都必须气血顺畅、无阻碍才能有效，否则食物、营养、药物反而变成毒素。排毒的问题没有克服，细胞的品质无法改善，治疗就会更困难，痊愈的概率也不高。

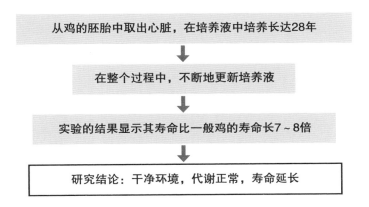

图4-1 "不老不死"实验流程图

若依照以上的实验理论（见图4-1），只要环境干净，提供适当的条件，生物的寿命可以延长7～8倍。那么，人类的寿命在特定的条件之下，也应该可以长达700～800岁！

人体细胞会老化—代谢—新生。如果代谢不良，那些老化的细胞没有好好地被处理掉，就会在体内滞留形成阻塞物，最后导致"自体中毒"。当新陈代谢顺畅，细胞能够顺利地以新换旧，老化的细胞完整地被分解排除了，新的细胞就有了生存的空间，细胞就会健康。

健康、美丽、回春的基础是将体内的毒素排清，让身体不再负担这些毒素，负责解毒排毒的脏器能够有效率地运作，气脉畅通，血液和淋巴系统循环顺畅。这时候，再加以调和并完善修复过去身体中毒时所造成的伤害。此外，恰当的维护就顺理成章了。

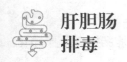
二、自然疗法：肝胆肠排毒

在前面章节中，我们已经认同：清洁肝胆肠等于净化全身。肝胆肠是人体主要的解毒和排毒器官，肝胆肠畅通，自然就会顺利分解胆固醇，血液就会清洁、流动顺畅，从而让人体能量充盈。通过自然疗法的肝胆肠排毒步骤，能有效维护人体健康、延缓衰老。

在我多年积聚的诊疗经验里，肝胆肠排毒对养生保健、调理体质、促进免疫等有莫大的帮助。有不少患病的朋友在进行肝胆肠排毒之后，病情得到改善。自然疗法的原则：不伤害人体、不打针、不吃药、不动手术，强化肝胆肠的解毒和排毒功能，启动全身的排毒净化机能，让全身的细胞活化、循环系统活跃、各个内脏运作顺畅、所有的组织器官能正常无碍地运转，甚至胆结石也会在一日内排出。

三、肝胆肠排毒的要诀

自然疗法中的排肝胆毒素主要目的不只是在于排除结石，还在于清理被堵塞的肝脏细胞，让体内的排毒系统活化过来。因此，开始肝胆肠排毒计划的准备工作十分重要。

1. 疏经活络

首先，肝胆肠排毒最重要的就是疏经活络，而疏经活络一般以拍打身体一些部位为主。经络是经脉和络脉的总称，人体内各组织器官通过经络相互联系，使人体内外上下保持相对平衡，协调运行气血、输送营养和氧气，并保持身体健康。拍打的主要目的是疏通经络，活血化瘀，沟通内外，增强体能，为排毒提供基本条件。

2. 净化肠道

排肝毒和胆结石之前，最好能够先进行肠道排毒。如果不先清肠道，清肝的效果就不理想，排胆结石的效果也不好。若时间允许，至少在进行肝胆排毒前3天即开始进行肠道净化。不论是否便秘，皆应在疗程前进行灌肠，以确保肠道环境能够提升到更好状况（请参阅第七章）。

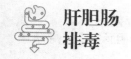
3. 清淡饮食

日常三餐饮食必须改换至清淡饮食，同时以少量多餐方式为主，减少吃肉类或海鲜，也要避免高油脂和高淀粉的食物。再配合适当地摄取酶、良菌与纤维等，以提升排便功能，减轻肝胆肠的压力，也减少体液的酸度。这样，在进行肝胆肠排毒的时候就不易产生强烈的不适反应。

我为好几家保健公司设计过肝胆肠排毒套餐和疗程，在很多地区都获得不错的效果。我精心设计的肝胆肠排毒和九大排毒计划，让身体获得了全面的净化。我设计的各种排毒套餐和疗程，都非常注重提供肝胆肠功能运作所需要的种种条件，包括摄取所需要的酶、维生素、矿物质及微量元素等，以及充分的休息、良好的睡眠、正确的运动方式、有规律的作息时间、掌握好排毒时间等。结果表明，对于肝胆肠和身体各个排毒器官的生理运作和需要，都必须深入研究探讨，才能做出最有效的配方和疗程步骤。

四、肝胆肠排毒全身净化"套餐"

我设计此"套餐"的主要目的不只是排除结石，还包括清理被堵塞的肝脏细胞，让体内的净化系统活化过来。透过肝胆肠净化"套餐"进行两天自然净化计划，就像给肝胆做一次"大扫除"。除了清除死细胞和废物，还能够修复受损的肝胆细胞，提升肝胆的解毒效率。

1. 肝胆肠排毒全身净化"套餐"简介

（1）清除胆管中由胆固醇形成的栓塞物、丝状物及片状物，降低油脂在小肠的吸收，由此可降低肝脏对油脂处理的负担，让身体能够更有效地分解和融化脂肪，此"套餐"也帮助排出多余脂肪、宿便、毒素等体内废物。

（2）透过全面的排毒计划，能让身体达到全方位深层调理，帮助人体达到平衡，使人体保持能量凝聚，身体各器官、组织、腺体、细胞都充满活力。适当地维持弱碱性体质，保护肝胆肠健康，也能帮助储存能量。

（3）我设计的肝胆肠排毒全身净化"套餐"，包含多种植物酶精华、复合维生素及矿物质，特别加入银杏和果寡糖，形成一项完的营养链。其酶成分加强了身体对营养的吸收和废物排泄。配搭多种酶，以高科技处理、发

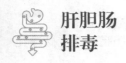

酵、分解，保存了最原始的成分和功效，帮助肝脏修复、中和有害物质及解毒。我选用之酶具有抗菌及加强代谢功能，有助净化血液、整顿体内环境，同时也具有镇静消炎作用，比维生素C及维生素E具有更大的抗氧化功效。

（4）我的配方里采用的高品质的酶，再配合多元矿物质，尽含身体排毒器官组织运作所需的元素。配合各项排毒的步骤，让肝胆肠功能在排毒期间运作顺畅，有助减少排毒时的瞑眩反应，发挥数倍改善效果。

2. 肝胆肠排毒全身净化"套餐"案例

以下是我设计的肝胆肠排毒全身净化疗程模式，此疗程为期两天。早、午餐可如常饮食，但最好采用果蔬换食代餐（见表4-1，图4-2），效果倍增。停止摄取任何药物与保健品（见表4-1，表4-2），长期服药者需视情况谨慎进行。

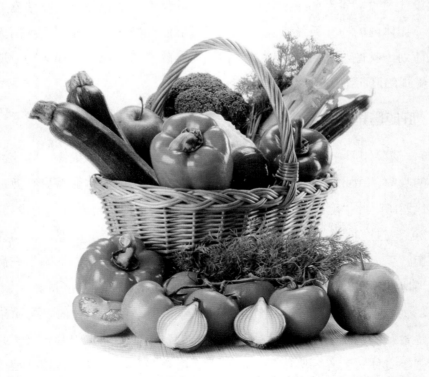

图4-2 食物中的植物精华、维生素和矿物质能加强身体的排毒能力

表4-1 全身净化疗程表

第一天	下午 4:00	饮用1杯鲜果汁（例如：苹果汁）
	下午 5:00	拍打肝经胆经、多运动（散步），帮助疏经活络。可做腹式呼吸或腹部按摩，帮助身体放松，多饮水
	晚上 8:00	饮用含钙粉、各类分解酶和多种水果酶等成分的天然饮品。酶是关键，多种酶的激活剂帮助加强身体机能。它有助自然导泻，也协助舒张胆囊的括约肌，增加胆汁的排解，同时舒缓神经，提升血液循环
	晚上 10:00	饮用含橄榄油、紫苏油、亚麻籽油等多种不饱和脂肪酸，以及人体所需的各种矿物质与微量元素成分的天然饮品，润肠并提供人体九大排毒系统运作所需之条件。它有效促进坏胆固醇的分解。也需要高碱性饮料，综合天然植物的功效，利用柠檬、柳橙、苹果、青梅、葡萄柚、银杏、果寡糖等植物的高效抗氧化物质和维生素C，帮助抑制胆固醇在肝内转化为胆汁酸，从而使胆汁中胆固醇的浓度下降。混合站着喝完，然后喝两杯温水。上床平躺入睡，头部垫枕。若中间醒来可换右侧睡，帮助促进胆汁分泌流动
第二天	上午 6:00	饮用含钙粉、各类分解酶和水果酶等成分的天然饮品。第一次排便无需用大网过滤，第二次开始用网过滤每次的排便。每次排泄后，请喝500~1000mL温水；如感觉未排泄清，请于1小时后大量喝温水。如排便超过6次以上，感觉身体虚弱者，可吃白面包止泻
	上午 8:00	饮用含钙粉、各类分解酶和水果酶等成分的天然饮品。每次小便排泄后，请喝500~1000mL温水；如尚未排泄请于1小时后大量喝水
	上午 10:00	饮用高能量水
	下午 4:00	饮用高能量水

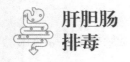
表4-2 全身净化疗程表

注意：根据个人的体格和体质可做出以下调整		
一般的体重（60～80kg）	140mL多种不饱和脂肪酸+120mL高碱性饮品	体重越重者高碱性饮品量越多
体重增加者(80kg以上）	150mL多种不饱和脂肪酸+250mL高碱性饮品	
长期便秘者	150mL多种不饱和脂肪酸+250mL高碱性饮品	强背脊按摩
排泄严重者	欲止泻，吃1片白面包即可	
要多排泄或加强清肠者	先别喝高能量水，待泄完后再喝，效果更佳	
身体虚弱及排泄较强者	如感到头晕，乃因内脏剧烈运动，要好好休息，头晕可喝枣类水（红枣、蜜枣、黑枣等一起煮滚）	
身体虚弱及长期便秘者	因内脏大量运动导致体能消耗、身体透支，一定要好好休息。同时，加强背部脊椎两边穴位的按摩20~30分钟（可请家人或朋友协助按摩）	

第一次使用肝胆肠净化套餐者若发现排出极多毒素，表示毒素累积严重，欲彻底净化，可于15天后再次进行肝胆肠净化计划。体质健康者，仍无法避免日常饮食及生活中的种种毒素，欲保持身心最佳状态，可每1~2个月进行1次肝胆肠净化计划

3. 排泄结石的过程

排泄结石的过程见图4-3。

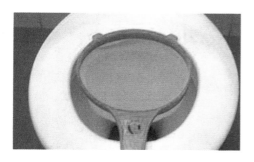

1.第一次排便无须用大网过滤，第二次开始用网过滤每次的排便。在马桶上铺上大网，直接将大便排放在网上

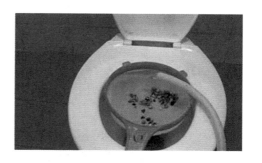

2.排完后用水由上方冲洗过滤大部分的大便，剩胆石在网内

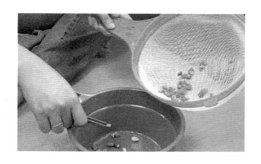

3.用钳子将胆石一一夹出来，清洗干净

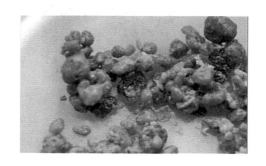

4.放在白色盘子上，拍照作为见证

图4-3 结石排泄的过程

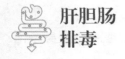

4. 胆结石的种类

胆结石的种类见表4-3。

表4-3 胆结石种类说明

胆结石颜色	胆结石照片	胆结石类型	说 明
翠绿色		软团颗粒物质	胆结石的前驱物,沉积于胆囊里,累积即成结石
黄褐色		软团颗粒	积存在肝胆中的油脂,胆固醇,也称脂质,脂肪肝的物质
黄色		纤维物质,易引起肝硬化问题	也称纤维化肝上的颗粒物
黑色		芝麻或黑糯米大小且坚硬的颗粒	称为胆囊里的黑胆结石,此种人通常会有节食或不吃早餐的习惯
白色		透明的结晶体形似玻璃碎渣	称为胆囊结石晶块物体,因胆汁分泌不足所致,比较容易胀气或溃疡
橘红色		像红萝卜或枸杞子	是腹腔慢性发炎、重金属所致,比较容易消化不良、膀胱发炎、子宫卵巢发炎
黑色或金黄色		如黄豆、蚕豆般大颗粒	体内脏腑通道的阻塞物质

五、排毒期间的注意事项

◇ 糖尿病患者禁食期间如有血糖偏低现象，可自行补充葡萄糖。

◇ 长期服食药物者，请勿自行停药。

◇ 排毒前后两周内，饮食须量少清淡：少肉、少油、少盐、少糖、少调味；避免酸性食物。

◇ 排毒期间请尽量休息充分，避免过劳（不宜行房）。

◇ 禁食酸性食物：咖啡、浓茶、零食、汽水、辣椒、油炸肉食等。

◇ 排便后可食蒸番薯、燕麦片（可加纯蔗糖）。

如排便超过6次以上，感觉身体非常虚弱者，可吃白面包止泻。

◇ 如饮水不足可能导致排泄不顺畅、头晕、头痛或不舒服，只要多喝温热水即可改善不适症。

◇ 餐后宜服用姜茶，行气温补。红枣、黑枣或蜜枣加上黑豆和陈皮，加水慢煮1小时，待凉饮用，可滋补提神。

◇ 排毒后可服食肝胆维护套餐，长期维护肝胆健康，帮助维持改善成果。

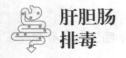

1. 什么人不宜进行肝胆肠排毒

（1）孕妇和14岁以下儿童不宜。

（2）长期卧床而排便不方便者不宜。

（3）严重肠胃炎患者不宜，容易内出血者不宜。

（4）严重痔疮患者不宜，轻微患者发炎期间也不宜。

（5）严重疾病患者、身体过虚弱者，使用前需请教医生或专业导师。

（6）70岁以上人士不宜。

（7）中风而行动不便者不宜。

2. 加强肝胆肠排毒的各种方式

在进行肝胆肠排毒期间，还可以配合采用以下辅助措施，以达到最佳效果。

（1）腹式呼吸：呼吸时要深入、缓慢、平稳，特别注意加强使用横膈膜的力量，感觉腹肌在按摩肝脏和腹腔。可以在每一次喝下肝胆肠排毒"套餐"后，进行10分钟腹式呼吸。

（2）伸展操或热身运动：为了加强肝内毛细血管内的血液循环，使肝功能更加活跃，可以随意做一些运动或简单的体操，只要感觉身体微微发热即可，不宜做激烈运动。

（3）口含姜片：切一小片姜含在嘴里（不必吞下），或可用辣椒代替，其目的在于刺激胆汁分泌，让肝胆净化更完整。

（4）堵左鼻孔：在喝完清胆油和清胆果汁1小时之后，用手堵住左侧鼻孔，只用右鼻孔呼吸，持续10～20分钟，这样能增强肝脏分解能力，这是瑜伽的方法之一。

（5）有一些人从半夜就开始排便，可能会排3～5次，第二天可能再排泄3次以上。但是，也有一些人会在早晨才开始排便。排便的过程一般轻松顺畅，没有下泻的绞痛感或脱水现象。

3. 排毒期间及事后可能产生的反应

（1）期间腹部会不适，便意频密，排出黏腻恶臭粪便。

（2）爱喝浓茶和咖啡者，排泄次数可能较少，甚至不排泄。

（3）肥胖或非常严重长期便秘者也可能排泄较困难。

（4）期间可能会有头晕、作呕、恶心的现象，这是净化的瞑眩反应。

（5）期间毒素可能透过皮肤发泄出来，多喝水、多流汗可缓和。

（6）期间排便恶臭，但净化后排便会正常而且比较畅通。

（7）排毒后会有减重效果，有一些人会瘦一点。

（8）排毒后皮层会比较柔滑、光泽，肤色较白。

（9）排毒后感觉比较有精神，心情会比较轻松，压力减少。

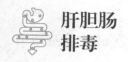
六、肝胆肠排毒疗程中可能出现的好转反应

　　肝胆肠排毒用最短的时间为人体进行深入的毒素分解与排除，可以说是一项相当激烈的手段。大多数体质过度虚弱之人都不被鼓励随便进行肝胆肠排毒，整个解毒排毒过程身体所有系统都会被唤醒并积极地参与，而大量的毒素都在短时间里被分解与排入血液及淋巴系统。各大排毒系统如肾、胆、肺、肠等也将大量提升各自的运作功能，设法将体内废物排出体外。现这个过程需要多方面的条件配合，方能顺畅进行。若其中的协调性有所偏差，即会引起以下各种不适症状，如表4-4所示。

1. 口干舌燥

　　（1）肝脏被刺激以加快其运作毒素（如分解或胆汁制造），形成亢奋现象，中医的肝火旺盛即此现象。

　　（2）排毒效应强烈的酶与抗氧化剂等的补充加速了细胞组织的毒素排解，大量的毒素进入血液流向肝脏进行处理，血液浓度大幅度提升，身体需要更多水分的补给以降低酸毒的侵害。

　　（3）排毒过程中，大便次数的增加，导致水分的流失，所以充分补水、避免脱水是此过程中一个重要的注意事项。

2. 脾胃不适

（1）肝脏运作亢奋导致肝门静脉高压，阻碍了脾胃胰肠等的血液回流。这些器官本身的血液循环受阻，其分泌如胃酸、消化酶等会出现失衡现象。胃酸分泌下降则引起消化不良，胃酸分泌过多可能出现胃痛、胃酸倒流、胃灼热现象，尤其是原本就有胃病之人会更明显。

（2）身体能量不足导致能量分配失衡现象，身体自动调节并出现食欲不振等迫使脾胃肠等消化器官暂停活动的症状，更多的能量被应用在解毒排毒中。

（3）没有进行排毒前的减食净食步骤，过快地进入果汁断食，或在复食时吃过量的高压食物（高脂、高蛋白、高调味）都容易导致胃肠出现不适应等不良现象。

3. 乏力、疲倦、手脚发软、头晕、心悸、想睡觉、缺氧现象

（1）身体能量高度集中在肝脏运作，而出现能量分配失衡现象，身体自动调节并出现各种迫使身体暂停活动的症状。

（2）肝脏在排毒中，会被诱导去制造胆汁与毒素分解，对于其他肝脏功能可能出现不协调现象。若肝对糖类，蛋白质等的转换不及时，容易出现体力不支等现象。

（3）胰脏功能因血液循环不良而引起胰岛素分泌不良，也容易引发血糖转换缓慢、能量产生困难的问题。而原本就有血糖不稳定或糖尿病患可能会有更明显的症状。

4. 皮肤敏感、出疹、发痒

（1）短时间内大量的毒素排解，若大小便与排汗等排毒管道运行不良，或速度上不能协调，身体被迫从皮肤排毒，会出现痘痘、毒疮、红疹、皮肤发痒等现象。

（2）淋巴系统、脾脏亢奋引起免疫过敏、自我攻击现象，尤其是出现免疫错乱如红斑狼疮。

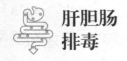

5. 咳嗽、痰多、鼻涕量多、呼吸不顺畅

呼吸系统提升其排毒功能。肺部，鼻内黏膜增多，毒素以痰的形式从咳嗽中由肺排解，而打喷嚏则是毒素从鼻子排毒的现象。

6. 难以入眠、浅睡梦多、亢奋现象

（1）血浓度提升，酸化影响神经系统运作，出现亢奋、脑难于平静下来的现象。身体各器官加速解毒排毒工作，同时大量进行各种代谢与修补。这些都会影响睡眠质量。

（2）从中医角度来看，肝火心火过盛会乱神，而排毒过程中明显有此症状。

7. 腹泻、大便出血

（1）肠道蠕动激烈以提升粪便的排解，有时也会因神经系统运作过敏出现肠道过敏现象而腹泻不止。

（2）体内矿物质失衡影响肠道水分的调节，再加上肠黏膜分泌功能下降，肠道可能出现水分吸收不良引发腹泻或在疗程后出现便秘现象。

（3）过度的腹泻可能导致痔疮出血现象。

8. 全身酸痛、关节痛、痛风症状

整体同步进行解毒与排毒，需多方协调，若排毒过程中出现排毒速度跟不上毒素的分解，如有便秘、饮水不足、缺乏排汗、休息不足等，则血浓度快速增高，组织肌肉等代谢废物排解不良，乳酸的堆积导致肌肉酸痛，沉淀于关节处则引发炎症，尿酸严重者则容易形成血栓或晶体引发痛风。

9. 尿频、水肿、眼睑肿、水分滞留现象

（1）肝脏对蛋白质合成有干扰，影响血液、体液渗透压，容易导致水分排解困难。

（2）肾脏加速其排毒功能，运行亢奋导致小便频密。

（3）肝门静脉高压容易引起腹水问题。

表4-4 排毒时的瞑眩反应表

原因	症状
酸性	体质爱困（白天）、喉干舌燥、尿、放屁多
高血压	头会有重重的感觉，头晕现象持续1~2周
贫血	虽因体质而异，可能会轻微流鼻血
胃不好	胸口发闷、发热的感觉，比较吃不下食物
胃溃疡	溃疡部分会有疼痛或闷闷的感觉
胃下垂	胃部觉得不适，想呕吐
肠不好	有拉肚子现象，依病情而异
肝不好	想呕吐，皮肤会痒或有出疹的现象
肝硬化	大便时，有时会有血丝、血块
肾脏病	会有蛋白质减少、脸部浮肿或脚部也轻微水肿等现象
糖尿病	有时会暂时增加排出的糖分，手脚也有水肿的现象
青春痘	初期会稍微增加，但很快就会消失
痔疮	大便时，有时会暂时出血或有血丝现象
慢性支气管炎	会有口干、呕吐、头晕、不易咳出痰等现象
肺不好	咳嗽时，痰增加，微带乳黄色
鼻塞炎	有时会增加排出鼻涕量，且呈现浓稠状
皮肤过敏	初期皮肤发痒加剧，几天后即减缓
神经衰弱症	不但不能入睡，反而出现兴奋现象
白细胞过少	觉得口干、多梦、胃不舒服等现象
风湿痛	患部会有轻微酸痛，但几天后即消失
痛风、月内风	会有全身性的无力感或酸痛，但几天后消失
尿酸过多	全身酸痛，依症状程度，出现不同的反应

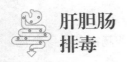

七、自然疗法的好转反应

由于使用药物、慢性疾病或人体老化等因素，人体有很多的血管发生阻塞现象，导致很多神经系统渐渐麻痹，甚至死亡。进行自然疗法时气、血、神经、淋巴将重新活化，神经重新恢复知觉。

1. 想休息（睡觉）

长久以来透支的体力，加上身上累积一些毒素，人体必须进行修复。由于需要修复，身体会发出"想休息"的信号，70%的修复将在睡觉过程中进行。睡觉可以修复大部分内在能量，也包括内脏的修复和心灵修复。

2. 毒素增加

解毒时，身体的毒素更多。例如：在换食的时候，一些人没有吃东西或只吃碱性的食品，身体竟然出现高尿酸、高酮酸现象。当我们进行排毒时，细胞的毒素就会释出，体内的毒素反而会增加。有些人在换食或断食的第一天和第二天会腰酸背痛，就是因为全身大量排毒。有一些人可能小便会比较多，甚至出现嗽、呕吐、头痛、发烧、冒汗、鼻塞、排脓、喉痛等症状。

3. 细胞重生

当毒素排除，就是细胞重生的时候。虽然如此，但身上种种症状和反应可能还继续着。毒素排出后，细胞变得更加活跃，神经系统也恢复敏感。当细胞再生的时候，其他器官和脏腑也开始活化。身体开始对沉积在体内的药物、化学物、酸性物质等做出反应，一般都会进入抽、痛的感觉。抽的感觉是由于毒素增加压迫神经，而神经由于复苏开始变得敏感；痛是由于细胞排泄大量酸性物质。在这种情况之下，就会感觉到身上抽、痛，甚至全身疼痛，尤其是痛风的患者，这种现象更加明显。

4. 血液循环加速

当血液循环加速，过去血管内有阻塞的地方，就会产生胀、肿、累、痛、麻痒、酸。这些反应会陆陆续续在全身转化，这种转化就是中医里的"八纲论治"。"八纲"就是阴阳、表里、虚实、寒热。当"八纲"进行调和运转，会产生一项或多项反应，这就是好转反应。这是一个自然现象，调和好了之后，我们身体就会平衡过来。

如何处理好这些反应是非常重要的，很多人治疗时没有好好地对症调理，或是一般保健产品的销售者不懂得针对症状的根源调理，让身体无法进一步调和运作，以致没有完全获得康复的效果。

当一个人跷二郎腿聊天、看电视或做事情时，这样一动不动30分钟至1小时后，脚就会麻痹，捶它、动它都似乎没有感觉了。跷二郎腿使血液循环受阻，神经受到压迫而变得麻痹。当你把脚放下来时，你会感觉难以形容的微微疼痛、酸、麻或痒痒的，这就是"短暂的"自然好转反应。这种脚麻痹的自然现象，可以用来比喻人体疾病的形成和好转的过程，我们把跷二郎腿的时间拉长至20年或30年，人体身上的阻塞，加上滞留的毒素，你的神经知觉渐渐麻痹了。一旦开始治疗（就是放下你的脚时），它就会产生以上种种不适现象，这就是自然疗法里的瞑眩好转反应。

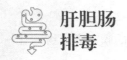
八、人体复原需要时间和有利条件

　　身为自然疗法营养师，我处理各种疾病症状的方法，几乎都和排毒有关。排毒应该要有计划地进行：各项排毒的步骤要先后有序；各处的排毒也需要不同的保健食品、辅助器材、护理或运动，甚至气功。

　　进行任何一个针对性部位的排毒，都需要一段时间让身体进行代谢和更新。疾病的产生不是一朝一夕的事，因此，在自然疗法中，身体的排毒和疾病的治疗也需要一段时间的努力才会有成效。疾病有酝酿的时间，人体新陈代谢也有它的"时间表"。另一件重要的事情：以自然疗法的方式将其中一个系统或脏器调理修复好了，其他连带相关的脏腑也会健康起来。这是传统医学无法做到的。

　　构成人体最基本的单位是细胞，人体细胞在生理作用中不断摄取养分，也不断排除废物或毒素，这种现象称为"新陈代谢"，新陈代谢的速度也就代表着排毒和治疗的时间。例如：人体皮肤的更新周期是大约一个月，因此，皮肤上的改变或好转至少需要一个月才会看到效果。不断新陈代谢数个周期，皮肤上的毒素不断排出，皮肤就会越来越健康。血液排毒为心主血，血液运到全身，而血液之新陈代谢为4个月，如能适当进行清血工程，4个月即可达到净血活心之功效。相同的道理，内脏需要1～2年；筋肉需要2～3年，而真正的"脱胎换骨"至少需要7年！病症越严重或年龄越大者，痊愈的速度较慢，越年轻者则因生理活动活跃而可获得加速改善（见表4-5）。

表4-5　人体新陈代谢时间表

脏器组织	时间
皮肤	1个月
血液	4个月
肌肉	1年半
内脏	2～3年
筋	3～5年
骨	7年或以上

脑细胞和心脏细胞在人体发育成熟后将不再生成新的细胞，损失了就无法再造；肺泡的损伤，也是无法修复的。

因此，要充分了解身体的状况，才能做出一个完整的排毒计划，才能获得彻底的排毒效果。很多人无法提供身体最佳的条件来配合身体各个脏器组织的需要，以让它们能顺利完成种种新陈代谢的工作。因此，导致一些病患需要更长的时间复原，甚至永远无法痊愈而导致一生离不开药物。

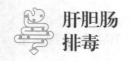
九、经络指数的波动

从过去处理过的案例来看，我们为参与肝胆肠排毒的人进行经络能量测试，并研究排毒过程中经络能量的变化。其结论是在疗程进行后，肝、胆、肾、脾、胃、肠的经络指数都会出现波动状况，如：

肝、脾指数升高；

胃肠指数有不稳定现象（或高或低）；

胆经和肾经的落差最大（因为胆汁大量分泌排泄，活跃地分解毒素）；

肾经则因排泄流失大量体内水分失衡所致，也最难调复。

这种现象显示在疗程期间，全身都在进行净化工作，消化系统出现运作紊乱现象，这就是为什么很多人可能出现肠胃不适、虚汗、拉肚子、食欲不振、全身轻微肿胀（尤其是痛风患者），甚至干扰睡眠与情绪等问题。由此可见，在疗程过后要懂得进行护肝清胆、净肠等程序以恢复各器官的能量平衡，否则容易引起各系统的功能紊乱，并进一步影响整体的运作。我强力建议疗程后在饮食上好好下功夫，而且按照计划进行调理，以在最短的时间恢复消化系统的平衡运作。

整个修复平衡的过程需要7～15天，因个人体质而异，必须注意恢复的过程，尤其胃虚的人会产生较激烈的胃肠不适。

多摄取酶、良菌等，饮食以清淡为主。

调理肝经和胆经可服食相关的酶，并在晚上10点半左右入睡。

调理胃经可服食螺旋藻，也可多喝高矿物质水。避免进食难以消化的食物。

调理脾经可多吃瓜拿纳、玛卡、螺旋藻等高能量食品。

调理肾经可服食褪黑素等保健食品，并且保持良好的睡眠，可在下午3～5点喝高矿物质。

排毒后可看出胆经、脾经和肾经的功能特别低，且需半个月的时间才能恢复（见表4-6）。体内各种津液、水分、消化酶、菌类、矿物质等会大量流失，因此，也造成各种维生素的吸收不完整和流失（见表4-7）。

表4-6 排毒过程中经络恢复时间表

经络系统	排毒时功能的高低	恢复所需之时间（天）
胃经	低	10
肝经	低	7
胆经	特低	15
脾经	特低	15
小肠经	低	10
大肠经	低	10
肾经	特低	15

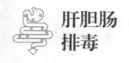
表4-7 排毒过程中经络系统情况表

经络系统	肝胆肠排毒流失的酵素／元素	排毒时功能的高低	恢复所需之时间（天）
胃经	唾液淀粉酶、异麦芽糖酶、蔗糖酶、乳糖酶、麦芽糖酶、胃蛋白酶	低	10
肝经	胆固醇、B族维生素、血液	低	7
胆经	水分、胆酸、卵磷脂、磷脂体、胆固醇、胆红素、蛋白、电解质	特低	15
脾经	胰蛋白酶、胰凝乳蛋白酶、胰淀粉酶、磷脂酶、核酸酶	特低	15
小肠经	双肽酶、三肽酶、碱性磷酸酶	低	10
大肠经	良菌、水分、肠黏液、津液	低	10
肾经	大量流失水分	特低	15

1. 大肠主津，排毒也使得津大量流失

大肠主津，大量的排泄固然是在排毒，但也使得津大量流失了。肠道里头的黏液大量流失，甚至导致肠壁大量失水而变薄无力。肠道无法吸收水分，引起持续腹泻、排泄不止，因此肾经功能大幅降低。这时候，必须正确地调理，顺利的话也需要半个月的时间才能调和过来（见图4-4）。

2. 小肠主液，控制着大部分的消化、吸收功能

当排泄激烈时，从唾液、胃、肝、胆、胰、小肠等各部位所分泌的消化酶将大量快速流失，进一步导致消化功能和小肠的能量大大下降。从前文表格中也可以清楚看出，胃、胆、脾和小肠经能量降低，而且也需要至少半个

月的调理时间。如果调理的方法不正确，就要花费更长的时间了。现在一般的排毒方法都过于注重排毒的效果，往往忽略排毒后如何恢复平衡、如何调理修复、如何维护健康等问题（见图4-5）。

3. 脾统血——精化气、气化神、神化形，而形成身体

当津液大量流失，能量耗损，必然血不足。血液的再造需要4个月的时间（除非这个人精气神充足，造血才迅速），排毒后虚弱的人至少4个月才能复原。因此，在这一段调和修补期间，不宜再次进行任何激烈的排毒计划。但是，由于商业利益，很多人却鼓励连续重复作排毒计划，年轻人或许尚可承受能量消耗，但是对中老年人却会导致虚弱，甚至严重伤害（见图4-6）。

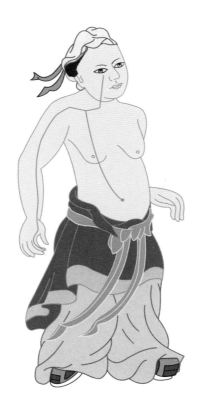

图4-4 敲打手阳明大肠经，帮助大肠排毒

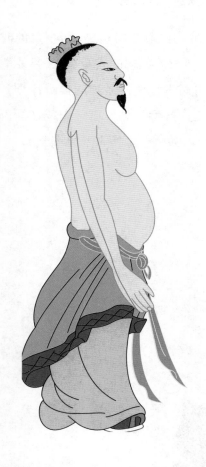

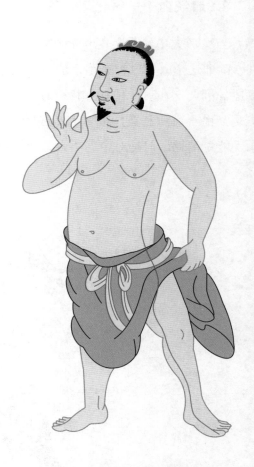

图4-5 敲打手太阳小肠经，帮助小肠排毒　　　图4-6 敲打足太阴脾经，帮助脾经排毒

十、排毒是在帮助身体建立干净的习惯

　　肝胆肠排毒是排毒之根，但需注意其对身体各个器官、组织系统所造成的损失，必经及时给予正确的护理和营养补充，甚至使用适当的健康器材辅助调和修复。以适当的方式恢复津液、气血、经络，那么您就会拥有一个干净的身体、更强的再造能力！

　　人体遵守上天安排的自然规则，自行恢复平衡（见表4-8）。正确地维护平衡是非常重要的，如果排毒后的恢复方式不正确，排毒的过度反应使身体虚弱，毒素会更容易滞留，而身体却没有很好的能力解毒排毒，疾病就会再生，而且更加严重。因此，哪一些是虚弱反应，哪一些是好转反应，您必须了解、清楚分辨出来。如果您排毒后出现一些不适反应，再针对适当的经络进行平衡维护计划。如果您能够好好地调理，身体能够适应排毒的过程，我鼓励您可进行多次肝胆肠排毒全身净化。

　　现代人或多或少都面临生存压力，排毒时仍免不了熬夜、操劳、焦虑情绪，日常饮食也没有好好注意。如果不能好好遵守"健康调和法"（请参阅第七章），在进行肝胆肠排毒期间和之后，经络失调会引起很多不适状态，大多数人会感觉虚脱、身体很弱、能量耗损、精神不济等。这样的情况就必

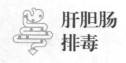
须暂停排毒，好好调理修复以恢复平衡。可在相隔45～60天后，再次进行肝胆肠排毒全身净化。但是，如果仍然感觉身体还没有复原，那表示身体严重耗损，就要相隔4个月才能再次排毒了。

如果要让身体适应排毒的过程，相隔20～30天可以进行一次肝胆肠排毒。但是，每一次排毒及排毒后务必好好调理、谨慎饮食、不可熬夜，仔细感受身体的需要。当一个人进行多次的肝胆肠排毒计划之后，身体就会渐渐适应排毒的过程，习惯处在"干净"的环境，不适的现象就会消失。当然，这样的平衡状态除了靠排毒，还包括日常的生机饮食、运动按摩、定时排泄、睡眠休息，并保持良好乐观的心态。

表4-8 经络恢复的时间表

时　间	十二经络与各器官组织的连带关系	
3:00 — 5:00	肺经	呼吸系统、甲状腺、皮肤
5:00 — 7:00	大肠经	鼻、咽喉、皮肤、结肠、直肠
7:00 — 9:00	胃经	胃、乳腺、膝关节
9:00 — 11:00	脾经	免疫、内分泌、肌肉
11:00 — 13:00	心经	心脏、血管、脑、神志
13:00 — 15:00	小肠经	十二指肠、空肠、回肠、肩关节
15:00 — 17:00	膀胱经	脊椎系统、泌尿系统、子宫、关节
17:00 — 19:00	肾经	生殖系统、泌尿系统、脑、耳、骨骼系统
19:00 — 21:00	心包经	心脏、血管
21:00 — 23:00	三焦经	淋巴系统
23:00 — 1:00	胆经	胆囊、胆道、神经系统、微血管
1:00 — 3:00	肝经	肝脏、眼、生殖器、神经系统、肌腱、韧带

十一、自然疗法"肝胆肠排毒"的实际改善

净化肝胆肠是促进新陈代谢的最佳途径，使细胞健康，还能排出多余脂肪、宿便、毒素等体内废物。换句话说，肝胆肠净化等于全身净化。我设计的肝胆肠排毒"套餐"计划，旨在带动人体的九大排毒效率，排毒更彻底、身体更"清"。

1. 减少肝胆毒素

排出长久以来沉积的胆汁、胆红素、结石等；
提升肝胆的解毒功能，活化肝细胞的运作功能；
促进胆汁的分泌，以利于排除肝脏废物。

2. 降低多余的胆固醇

降低油脂在小肠的吸收，由此可降低肝脏对油脂处理的负担；
清除胆管中由胆固醇形成的栓塞物、丝状物及片状物；
促进脂肪代谢率，降低整体的胆固醇、甘油三酯、血尿酸的指数。

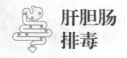
3. 保护心血管

净化血液，降低血中有害物质，改善心血管和皮肤的健康；

分解血管壁中的脂肪和阻塞物，帮助血液循环顺畅输送营养和氧气到身体各处，促进新陈代谢，调整酸性体液。

4. 清除肠道毒素

促进肠道蠕动，帮助肠道排除累积的宿便、毒素等，防止肠壁二次吸收这些有害物质；

活跃淋巴系统（聚集在肠道周围的淋巴最多），促进免疫细胞的繁殖；

毒素清除后，对食物的分解和代谢更加完整，对营养的吸收能力提升。

5. 缓和及稳定病况

清除肝胆肠的毒素后，身体各处不必负担这些毒素，生理运作顺畅起来，有助提升自愈力；

身体各部位的炎症也会不药而愈，情况较严重的炎症和伤处也会缓和下来，逐渐好转；

防止慢性疾病进一步恶化至更严重的状态，如肾衰竭、尿毒症、肝硬化，甚至癌症。

6. 防衰老及美容

瘦身塑身，排出多余脂肪、宿便、毒素等体内废物，尤其是下半身肥胖者；

滋润皮肤、恢复细胞的活力，恢复肌肉弹性、防止皱纹和干燥肌肤；

消除痘痘、美白淡斑，改善皮肤过敏的炎症；

精神抖擞，活力充沛，给人年轻有冲劲的感觉。

十二、您的健康改善，离子矿物质水知道

这些好转反应让我们能更进一步了解体内的真实状况，同时也让我们知道在进行肝胆肠净化后应继续调整哪一个系统或器官以更大幅度地提升排毒效率或协调其运作的整体平衡性。完成排毒后，您会发觉钙离子水变得比较甘甜，尤其是肝胆毒素重的人，喝高矿物离子水时的苦涩味明显降低，反而感觉到甜味。当毒素排除之后，再喝高矿物离子水就会变得比较甘甜了，这表明肝毒释出后肝胆活化了（见表4-9）。

表4-9 味道与健康问题关系表

味道	健康问题
酸味	心脏、血液循环、小肠耗损
腥味	肾脏、膀胱虚弱、内分泌失调
苦味	肝胆失调、解毒功能障碍
涩味	脾、胃、肠和肺失调
甘甜味	脏腑机能正常、循环顺畅、肝胆肠全身干净

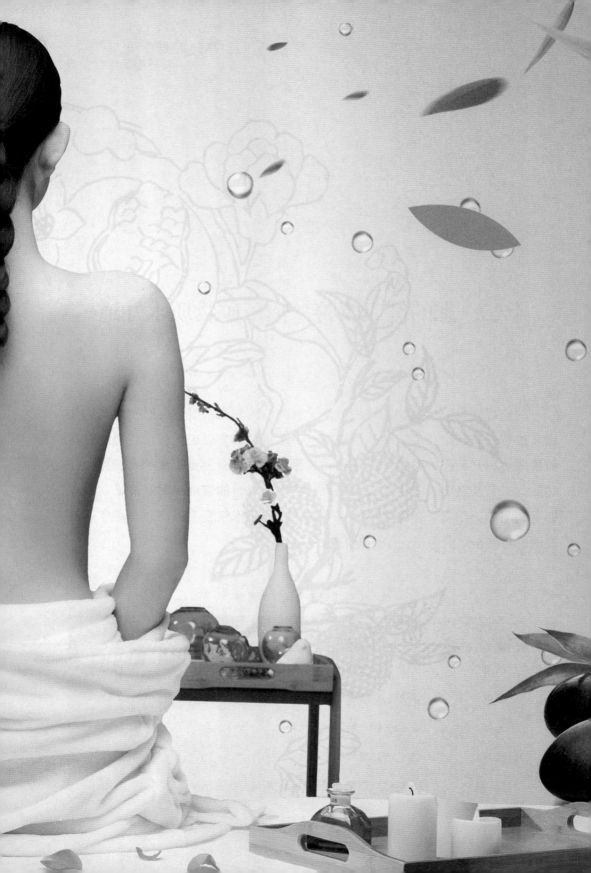

05

辅助肝胆肠排毒，
全身净化

肝胆肠排毒不可忽略身体机能运作所需要的种种条件，包括摄取所需要的酶、维生素、矿物质及微量元素等。

解毒、排毒、调和的步骤，以及休息、睡眠、营养、运动方式、作息时间、排毒时间等都必须注意。

排毒后的修补、平衡和维护，比一切都重要！

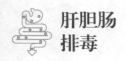
一、设计排毒套餐和疗程需慎重

我设计了多套肝胆肠排毒套餐和疗程，它们都依循一个原理：解毒→排毒→调和→修补→平衡维护。我的肝胆肠排毒全身净化和九大排毒套餐和疗程，都非常注重提供肝胆肠功能运作所需要的种种条件，包括摄取所需要的酶、维生素、矿物质及微量元素等，也考虑各项步骤，以及充分的休息、睡眠、讲究运动方式、安排好作息时间、协调好排毒时间等。因此，对于肝胆肠和身体各个排毒器官的生理运作和需要，都必须深入研究探讨，才能做出最有效的配方和疗程步骤。

现在，我们就来简单地谈一谈肝胆肠，以及辅助排毒所需要的种种条件和元素。

二、了解肝胆肠的需要

　　无论设计任何产品、疗程或套餐，乃至诊疗任何一种疾病或健康问题，我都会尽量搜集所有相关的历史、医学实验报告、统计数据、病例等相关资料，也仔细研究探讨肝、胆、肠和人体生理运作的规律。在此，简单地来讨论一下肝胆肠的功能，以及辅助肝胆肠排毒的各种元素和因素。

肝脏的功能

生产胆汁

制造胆汁，帮助肠内消化和吸收功能。每天生产的胆汁高达0.5~1kg，储存于胆囊中，再被送至十二指肠

储存肝糖

将葡萄糖转化为肝糖后储存备用，必要时再恢复为糖（能量）

送出营养

将储存的营养输送到全身

分解红细胞

分解老旧红细胞中的血红蛋白，制造胆红素作为胆汁的生产材料。肝脏中含铁，是新红细胞的生产材料

储存维生素

储存维生素A、维生素D、维生素E、维生素K，能够被身体迅速利用

解毒

将毒素转化为无害物质，作为生产胆汁的材料，肝脏也会分解酒精，防止身体中毒

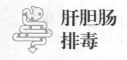

1. 肝脏最重要的责任就是解毒和排毒

肝脏（见图5-1）是人体最大、最重的器官，由肝细胞组成（见图5-1，图5-2），一般成人的肝脏重达1500g左右，大约有25亿个肝细胞。肝脏是人体内温度最高、也最忙碌的器官。肝在体内负责过滤血中的有害物质，故会累积大量毒素废物在肝内，而肝则会应用这些废物残渣结合油脂、水等形成胆汁，并存在胆囊内。胆汁与废物残渣将被排除到十二指肠内协助进食中油脂的分解，而后，在小肠内部分油脂会被重复吸收，循环应用。

几乎所有进入人体的营养物质，都必须在肝脏内进行分解、解毒、合成、分泌、吞噬、储存、转化、活化和代谢。糖类、脂肪、蛋白质、维生素、激素的代谢及合成，都与肝胆有关。

肝脏是人体最大的解毒器官，处理全身代谢产物，排除血液中的有毒物质，排除各种废物，等等。

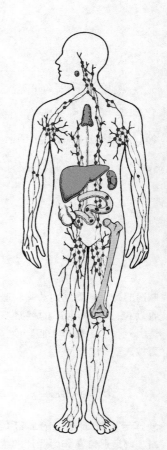

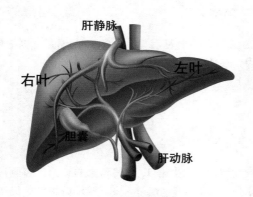

图5-1 肝脏结构图

图5-2 淋巴系统与肝胆示意图

由于现在的饮食方式，处处是毒，一个30岁的成年人，肝内可藏有50～800颗结石或胆固醇结晶物，而身体没有任何异常症状或不适。

2. 肝细胞产生的各种酶

血液中各种营养物质代谢产物，都是经肝脏过滤识别，把有用的营养物质经血液输送给全身组织细胞，把有毒物质分解，经肠道、泌尿道、皮肤排出体外。

3. 肝脏也具有合成、代谢营养素的功能

肝内进行的生物化学反应达500种以上，其最主要的生理功能是分泌胆汁。肝细胞不断地生成胆汁酸和分泌胆汁，胆汁在消化过程中可促进脂肪在小肠内的消化和吸收。

肝脏分泌的胆汁先储存在胆囊内并加以浓缩，当吃下食物后，胆囊收缩把胆汁排出，经过胆道排入十二指肠，与食物混合而帮助消化油性的饮食。油脂的分解吸收有问题，体内维生素A、维生素D、维生素E和维生素K的生产和利用也会受到很大的影响。

4. 胆汁酸的重要性

（1）胆汁酸是脂类食物消化必不可少的物质，是胆固醇代谢后的产物。初级胆汁酸随胆汁流入肠道，在促进脂类消化吸收的同时，受到肠道（小肠下端及大肠）内细菌作用而变为次级胆汁酸。

（2）肠内的胆汁酸约有95％被肠壁重吸收（包括主动重吸收和被动重吸收），重吸收的胆汁酸经肝门静脉重回肝脏，经肝细胞处理后，与新合成的结合胆汁酸一道再经胆道排入肠道，如图5-3所示。

肝细胞分泌的胆汁平时经肝总管流入胆囊内储存和浓缩，当进食时，括约肌会开放，胆囊收缩，促使胆汁经胆总管流入十二指肠。肝管、肝总管或胆总管的任何一处受到压迫，均可引起胆汁排泄障碍，出现梗阻性黄疸。

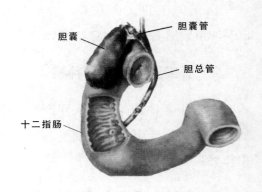

图5-3 胆汁流通路径结构图

胆囊的功能

（1）储存：这是胆囊的主要功能，空腹时胆囊舒张，胆汁进入胆囊。

（2）浓缩：胆囊壁吸收储存胆汁的水分和氧化物，可使胆汁浓缩6～10倍。

（3）分泌：胆囊壁每24小时分泌约20mL稠厚黏液，除保护囊的黏膜不受胆汁侵蚀外，还有润滑作用，有利于胆汁的排出。

（4）收缩：胆囊的收缩自胆囊底开始，逐渐移向胆囊管，使胆汁排入胆总管，而后入肠道。

5. 胆汁的成分及功能

（1）胆囊的功能是储存和浓缩胆汁。肝产生的胆汁经肝管排出，一般先在胆囊内储存，胆汁具有帮助肠内脂肪消化吸收的功能。

（2）胆汁是肝细胞制造的弱碱性黄褐色或绿色的消化腺，带酸苦味。胆汁的成分有水、胆酸、卵磷脂、磷脂体、胆固醇、胆色素（胆红素）、蛋白、电解质等，还有肝脏解毒的有害物质。

（3）一般成人一天大约会分泌0.7～1kg胆汁。胆汁帮助合成人体所需要的胆固醇及磷脂质。同时，胆汁还能帮助身体对脂溶性维生素的吸收和利用，例如：维生素A、维生素D、维生素E、维生素K等。

6. 影响胆囊功能的因素

（1）空腹：空腹提高胆汁胆固醇的饱和度，并沉积在胆囊内。

① 空腹使胆汁的排泄减少，胆汁胆固醇的饱和度因此增加，而胆囊因无进食未能收缩，使胆固醇沉积在内。

② 不吃早餐的人容易患胆结石，因为隔夜空腹的时间较长之故。

（2）饮食次数：少吃多餐者胆汁排泄均匀，不易形成结晶或结石。

① 不吃早餐产生的高饱和度胆汁，与低饱和度的新胆汁混合时，容易形成结晶。胆囊维持饱满的时间越长，越可能形成结晶与胆石。

② 不吃早餐的人隔夜空腹，午餐又吃得很饱，患上结石的概率很高。

（3）食物类型：吃容易消化或液体食物时，胆囊排空较为完整。这样，胆汁分泌也较多，而胆固醇的饱和度相对较低，不易形成结晶或结石。

7. 肠和大便的关系

我们的大肠（见图5-4）位于人体腹部，大致分为结肠及直肠。结肠分直肠、上行结肠、横行结肠、下行结肠和乙状结肠；直肠则包括：乙状部位、上直肠、下直肠。

如果人体的肠道的排毒系统没有正常操作，当肠道内的毒素溢满，毒素就会开始转移到其他的部位：先是到肝脏，然后到肺、血液，再进到淋巴结，当淋巴结毒素布满之后，往外就会呈现于皮肤，往内就开始入侵骨髓，最后开始攻击体内较弱的部位，让它产生病变甚至癌症。

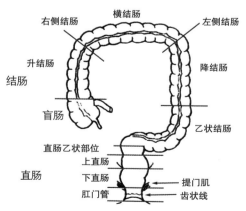

图5-4 大肠结构图

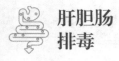

8. 看看"便"知道毒素有多严重

大便外形与其预示的疾病可见表5-1，图5-1；宿便引起的疾病可见表5-2。

表5-1 大便外形与其预示的疾病

大便的外形	可能产生的疾病
极度细长的大便	肠子内部的疾病，大肠癌
排出时弯曲的大便	直肠内壁发生肿疡
黑色焦油状的大便	胃及十二指肠溃疡
附着鲜血的大便	痔疮、直肠或结肠出血，或癌症
附着血块的大便	溃疡性大肠炎
白色黏土状的大便	胆结石、胆道癌或是胰脏癌
沉在水底的大便	无病，可能是食物纤维摄取不足

排出时弯曲的粪便——可能是直肠内壁发生肿疡

排出时弯曲的粪便——可能是直肠内壁发生肿疡

黑色焦油状的粪便——可能是胃及十二指肠溃疡

附着鲜血的粪便——可能是痔疮、直肠或结肠出血，或是癌症

附着血块的粪便——可能是溃疡性大肠炎

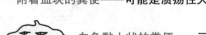白色黏土状的粪便——可能是胆结石、胆道癌或是胰脏癌

沉在水底的粪便——可能是食物纤维摄取不足

图5-5 粪便外形与其预示的疾病

表5-2 宿便引起的疾病汇总表

宿便可能产生的症状和疾病
肠道变窄、变形、下垂
肠胃老化、尿酸、肾功能衰退、肠癌
排便困难、腹泻、肛门带血、痔疮
血液污浊、过敏体质、粉刺、皮肤病
胀气、反胃恶心、食欲不振
口臭、体臭、气喘、急性支气管炎、呼吸困难
风湿病、关节炎、坐骨神经痛
失眠、记忆力衰退、偏头痛、忧郁症

9. 发酵和腐败是两回事

健康人的大便是不臭的,不健康的人大便很臭,连放屁也很臭。健康的人是发酵性地分解食物;不健康的人体内良菌减少、坏菌增加,食物是腐败发臭(见表5-3)。

表5-3 发酵与腐败的区别

发　酵	腐　败
食物在肠道内发酵是食物消化分解过程,营养被吸收利用	食物在肠道内腐败是中毒现象,坏菌的数量增加,良菌减少
粪便量增加,呈金黄条状,降低免疫系统的负担	粪便稀烂恶臭,产生毒素,增加免疫系统的负担

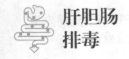
10. 清肠的方式

1）喝水整肠方法

大肠的功用是负责吸收水分及电解质。每天补充足够的水分，能够让肠道更容易吸收营养，亦加速毒素借由尿液排出体外，同时润湿的肠道有利于通便。

2）透过腹部按摩

腹部按摩有助于加速大肠的蠕动，缩短食物渣滓通过大肠的时间，减少肠道内膜接触粪便毒素的时间。肠道的蠕动将肠道内的粪便向前推进，推向结肠、直肠，即引起排便感觉。

3）自我灌肠

自我灌肠是一种清洗肠道的方法。自我灌肠把累积的肠道毒素迅速排除，净化肠道环境以避免毒素加重肝胆解毒的负担，促进肠道健康及消化吸收功能（请参考第六章有关更详细的自我灌肠部分）。

4）透过良菌、酵素、纤维扫除法

良菌、酵素、纤维、果寡糖对肠道排泄系统非常重要。人体肠胃内自然存在良菌，但不洁的食物、污染的环境、药物、抗生素、吸烟、酒精、压力等都在耗尽人体内的良菌。年轻人的肠道，良菌占60％，老年人却只有20％。减少摄取脂肪性的食物，多进食高纤维质、高酵素、含大量良菌的食物。一般是指水果、蔬菜、五谷类等食物，有助减少身体吸收脂肪量和帮助刷肠、净肠。

5）日常饮食可多吃

魔芋、黑木耳、海带、猪血、苹果、草莓、蜂蜜、糙米等众多食物都能帮助消化系统排毒，其中魔芋是有名的"胃肠清道夫""血液净化剂"，能清除肠壁上的废物。

南瓜子——预防前列腺疾病；

无花果——其籽能破坏寄生虫的外皮；

蒜——帮助杀菌；

苹果醋——刺激肠道蠕动；

红莓汁——帮助消化食物。

6）应该少吃的食物

生或半生熟的肉类（猪肉，鸡肉，鱼类）；

糖类或碳水化合物；

不干净的自来水；

未经清洗或不干净的自来水清洗的蔬菜、水果。

7）正确地断食或换食

一般人用40％的能量于消化食物，断食或换食让我们的消化系统暂停运作，省下消化食物的能量，去分解并排出体内累积的毒素、废弃物与老化的细胞，加强人体自愈的能力。定期进行断食，对消化和排泄功能都有很大的帮助。同时应养成每天定时排便的习惯，缩短食物渣滓在肠道停留、腐败，及时排出粪便中的毒素。

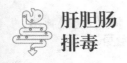

三、恢复平衡比排毒更重要

如何恢复各经络的能量，使毒素排除后的调和、修复能够达到更好的效果，比排毒更加重要。如果这一方面没有好好处理，反而会导致身体虚弱，毒素更加容易再次积存，对身体的伤害就会更大了。若依照本书所谈的方式，一项一项地实施，就能达到您所要的效果——全身净化，全身健康。

1. 如何舒缓不适症状

（1）多喝清水，每天至少3～3.5L清水。

（2）多排汗，以协助加速毒素的排解。

（3）多吃蔬果，确保排便顺畅。

（4）饮食尽可能清淡，谢绝刺激性食物。

（5）当出现胀气，消化不良、想呕吐、食欲不振等现象时，可服食梅子、姜茶、食用醋等促进脾胃功能。凡只有胃痛、胃溃疡、胃酸倒流则补充碱性饮料如矿宝、藕粉等，可舒缓胃部不适。

（6）适量运动，以提升循环有助于降低精神不振、疲倦无力等。

（7）好好休息，应用呼吸疗法全面放松，也可进行经络按摩等稳定神经系统的运作。

2. 千手能量床促进气血循环

在排毒的过程中，可利用保健器材来减轻不适。千手能量床（见图5-6）就是一个很好的选择。千手能量床的保健辅助疗效常常令人惊叹不已。经过临床实验结果证实，超长波、电磁器以及远红外线在医学上的作用和功效甚大，对于慢性病的治疗能够达到意想不到的效果。

千手能量床在医疗方面具有五大特点：超长波、远红外线、磁石、经络按摩、温灸。

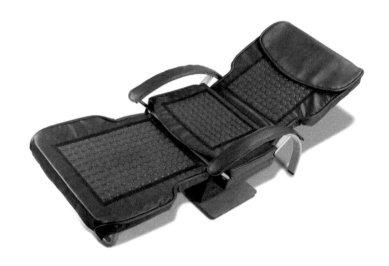

图5-6 千手能量床

（1）超长波是一种天然的宇宙磁波，对生物的生存和成长发育非常重要。超长波磁力线能够使细胞和红细胞迅速增加活力，对人体的生命力、激素、神经系统等都有极大的作用。超长波磁力线治疗与一般电气治疗的差异在于它能够贯透至骨髓、神经，甚至人体深部的病症，发挥深部的治疗作用。

我让哮喘患者坐千手能量床1～2分钟，哮喘就缓和下来了（因为气血循环顺畅了）。有一些中风的病人身体左右两边温度不一样，

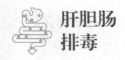

他们坐在千手能量床30分钟以后，身体两边的温度就恢复平衡了。而对于人体的瘀血（俗称黑青），一般需要两个星期才会散去，但是只要每天坐在千手能量床上4次，每次不少于15分钟，经过3天就能消瘀了。对于中风、哮喘等和气血有关的疾病，千手能量床都能提供很大的帮助。

（2）千手能量床能够改善神经障碍、促进血液流动、净化血液以及制造新细胞，对人体组织的更新和机能运作有很大的帮助。超长波的磁力线能够帮助增加血氧，加速新陈代谢，对气血循环的帮助很大。在调节脉搏、体温、呼吸以及内分泌机能方面，能发挥令人意想不到的效果。

根据中医学"通则不痛，不通则痛"的说法，经络阻塞，则气血不通。经络就是在传递人体的生命信息，因此，经络作为诊断辨证的途径是精准而全面的。运动可以让全身的经络、气血、骨骼、肌肉动起来，有助于调节五脏六腑的功能。

对于一些没有办法运动的人，也可以被动式运动，借助一些辅助器材来增加机体能量消耗，促进废物排泄。有一些仪器，例如千手能量床、振荡机之类的高频率振荡按摩仪器，能够深入振荡按摩细胞、经脉；打通人体阻塞的部位，帮助舒筋活血、畅通经脉、促进新陈代谢和血液循环、预防脂肪堆积和减少水分滞留。

3. 正确使用千手能量床，排毒效果显著

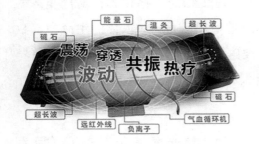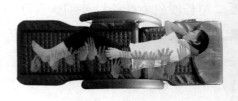

图5-7 新科技辅助医疗床：千手能量床

千手能量床(见图5-7)借用高频共振能量波的方式,以高频振荡改善气、血、津,让少运动或无法运动的人疏通堵塞瘀滞。尤其是中老年和久病的肥胖症患者,更加显著地体现了气血循环畅通,或可通过针对一些反射区的持续刺激(配合经络按摩),提高机体的新陈代谢率,防止脂肪在体内的堆积。

千手能量床的按摩效果非常好,针对背部的经络和穴位振荡刺激,尤其是脾经和肾经。千手能量床具有非常强的渗透力,能够深入经脉、骨髓到达人体深层,达到根治疾病的效果。依我的医疗保健经验,使用千手能量床的时候可采用不同的姿势以达到对症治疗的效果。

患者一般采用放松的坐姿和仰卧姿,针对坐骨神经痛、腰背酸痛、麻痹症、脊髓炎、早泄、性冷淡、尿毒症、痔疮、便秘等,可达到预防和显著的改善。

俯卧姿则能够帮助调整生育机能,如子宫问题、卵巢机能障碍、生理痛等,对胃溃疡、十二指肠溃疡、偏头痛、失眠等也能够迅速改善。

4. 在千手能量床上进行针灸效果更好

我在马来西亚曾与数位中医师配合,发现很多过去无法打通的穴位,配合千手能量床进行针灸,常常可以达到意想不到的效果。千手能量床可帮助舒筋活血、畅通经脉、促进新陈代谢和血液循环、增加体内的含氧量。千手能量床深层振荡能按摩经络,刺激血管和淋巴结,促进气血循环及新陈代谢,这样营养和药物能够被身体吸收、利用,达到治疗的效果。

5. 千手能量床:深层经络按摩法

千手能量床有五大特点:超长波、远红外线、磁石、经络按摩、温灸。千手能量床稳定振荡却具有非常强的渗透力,能够深入经脉、骨髓到达人体深层,按摩每一个细胞。

我也见到不少美容界的专家和保健师也使用千手能量床。千手能量床除了对消除大肚腩、腹部脂肪、腿部赘肉、体内积水有益外,对女性们最有

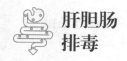

兴趣的塑身减肥也有很莫大的帮助。对发炎皮肤、黑斑、皱纹、严重失眠的处理也达到令人惊讶的效果。我也曾经让一些人采用倒立姿，也就是半身仰卧，不过却是下半身（双脚）高放在靠背上。这个姿势是自然疗法中最具有代表性的一种姿势，采用这种姿势能够增加头部的氧气量，气血循环更通畅，加强人体的解毒、排毒的效果。

千手能量床使用方法

◇ 坐姿

姿势：臀部坐在振动盘上，上半身倚在靠背，两腿自然放松置于脚垫上。

功效：坐姿（见图5-8）有助于促进上半身的气血循环，对便秘和内外痔有良好的功效，对男性的精子量不足及女性的生理疾病也有明显的改善效果。坐骨神经痛、手足麻痹、脊髓炎、臀部肥大、内分泌失调、遗精、白浊、肛门裂伤、慢性下痢等，长期使用具有改善及预防效果。

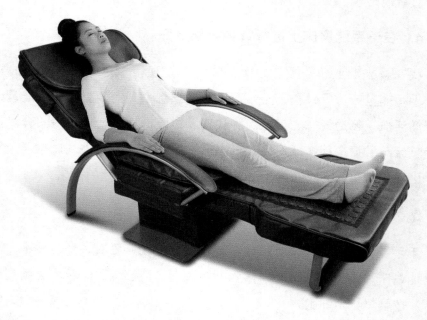

图5-8 坐姿

◇ **仰卧姿**

姿势：臀部坐在振动盘上，全身放松平躺下，脸朝上。

功效：仰卧姿（见图5-9）主要针对背、腰、臀做重点按摩，也可达到主身放和舒筋活血的效果。针对肾机能失调症状，如早泄、阳痿、肾、尿毒症、前列腺炎子宫内膜炎、不孕症、卵巢炎、性冷淡、坐骨神经、腰背酸痛、脊髓膜炎等，如长期使用效果显著。

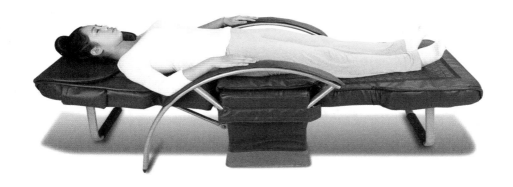

图5-9 仰卧姿

◇ **俯卧姿**

姿势：俯卧在垫上，腹部平贴在振动盘上，全身放松，脸部可侧向左边或右边。

功效：俯卧姿（见图5-10）主要针对任脉、督脉及丹田（腹部）做重点按摩，活络脏腑器官。脸部左右侧放可按摩耳穴，改善偏头痛症。此姿势针对生育机能失调症状，如子宫颈炎、子宫发育不全、生理疾病、胃溃疡、十二指肠溃疡、头痛、失眠、听觉障碍、视力减退等症状，具有良好的改善效果。此外，对于消除大肚腩和腿部的赘肉也有莫大的帮助。

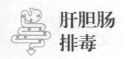

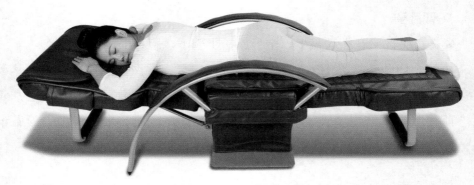

图5-10 俯卧姿

◇ **倒立姿**

姿势：将靠背调高，两脚放在靠背上，臀部坐在振动盘上，上半身仰卧在脚垫上。头在低处，脚在高处。

功效：倒立姿（见图5-11）是自然疗法中最具有代表性的姿势，因为人类胎儿在子宫里就是倒立的。此姿势有助增加头部的氧气，用不同的角度振荡，使体内充分供氧，加强解毒和排毒，并活化身体机能。

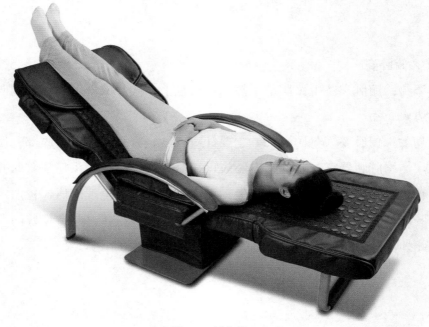

图5-11 倒立姿

四、特别提醒您的事

（1）自然疗法处理的过程，需要有耐心和正确的观念。

（2）食疗、保健产品和疗程的进展，都需要注意时间和程序，按部就班地正确进行，才能达到效果。再好的药物，如果不按时、按量、按程序进行治疗，也是无效的。

（3）了解每一个器官修复所需要的时间，人生于自然，源于自然，也必须按照自然定下的时间走，才能完整让身体康复。

（4）快速或神效的方式，往往造成更大的伤害！自然疗法的道理：一个脏腑调理好了，其他脏腑也会连带健康起来。身体排毒后需注意修复的过程，因为排毒也会造成种种的问题。如懂得对症调理、正确修复，就能取得良好的效果。切记！切记！

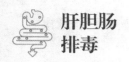
五、了解消化道酶的来源与作用

　　全身九大排毒顺畅运作，都要靠"酶"。人体必须依赖酶分解热量、消化食物、摄取营养，然后输送至细胞。人体内的生理化学反应（当然包括九大排毒的运作）都是由酶催化而成，它在消化系统中扮演的角色尤其重要。

　　我在研究肝胆肠排毒疗法时，就非常注意"套餐"内酶的配方，也坚持采用高品质的酶。因为，在排毒的过程中，体内（尤其是肠道）大量酶被排泄出去，这个时候补充酶和益生菌是非常有必要的。人体的消化系统，从嘴里的唾液开始，食道、胃、胰、小肠、大肠都有许多不同的酶，每种酶都扮演着不同的角色（见图5-12）。当这些酶大量流失，消化系统功能就会受到很大的影响，其他连带关系的系统也会虚弱下来。为了让大家更清楚了解各消化器官和酶的关系而列表如下（见表5-4）。

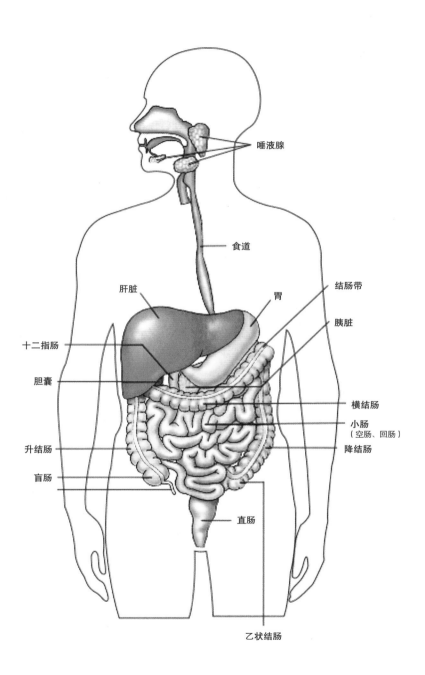

图5-12 酶在消化系统中广泛分布

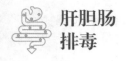
表5-4 消化器官和酶的关系

分泌器官	酶	功　能	作用对象	主要的产物
唾液腺	唾液淀粉酶	含有一种有催化活性的蛋白质，可以催化淀粉水分解为麦芽糖	淀粉、糊精	寡醣类
	舌下酯解酶	分解三酸甘油	三酸甘油酯	单酸甘油酯脂肪酸
胃腺	异麦芽糖酶	促进人体内有益菌的生长繁殖	寡糖与糊精	麦芽糖葡萄糖
	蔗糖酶	催化蔗糖水解成为果糖和葡萄糖	蔗糖	葡萄糖果糖
	乳糖酶	消化牛奶中的乳糖，缺乏这种酶就会导致乳糖消化不良	乳糖	葡萄糖半乳糖
	麦芽糖酶	使麦芽糖水解为葡萄糖的酶。存在于小肠、酵母、曲菌和麦芽中	麦芽糖	葡萄糖
	胃蛋白酶	将食物中的蛋白质分解为小的肽片段	蛋白质	小分子肽链
胰脏	胰蛋白酶	能将蛋白质水解为肽，进而分解为氨基酸	蛋白质	小分子肽链
	胰凝乳蛋白酶	能够分解蛋白质的消化性酶	蛋白质	小分子肽链
	胰淀粉酶	可将淀粉分解	淀粉、糊精	寡醣类
	脂解酶	分解脂肪	三酸甘油酯	单酸甘油酯脂肪酸
	磷脂酶	将磷脂分解成脂肪酸	卵磷脂等磷脂质	单酸甘油酯脂肪酸、碱基
	核酸酶	可将磷脂分解成脂肪酸将核酸酶分为核酸外切酶(exonuclease）和核酸内切酶(endonuclease）	核酸、脱氧核糖酸	核苷酸、脱氧核糖核苷酸
小肠细胞	二肽酶三肽酶	可将多肽水解成氨基酸的酶	肽链	氨基酸
	碱性磷酸酶	在碱性环境中能水解磷酸酯产生磷酸。主要分布于肝脏、骨骼、肾和小肠，绝大部分来自肝脏和骨骼，是肝脏疾病检查指标之一	有机磷酸化合物	磷酸有机成分

六、辅助肝胆肠排毒的重要因素

辅助一：酶

由于体内的酶（见图5-13）、益生菌、各种消化液、黏液和水分在肝胆肠排毒时会大量被排泄出去，因此，及时补充适量的酶、益生菌和水分是非常重要的。

酶可分为四大类

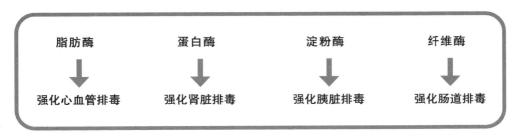

脂肪酶	蛋白酶	淀粉酶	纤维酶
↓	↓	↓	↓
强化心血管排毒	强化肾脏排毒	强化胰脏排毒	强化肠道排毒

图5-13 酶的种类和功能

1. 酶——让细胞笑的物质

在所有具有生命力的动、植物体内均可发现酶。酶可快速进入人体的每

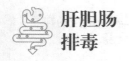

个细胞中，进行智慧性的解毒工作，因而酶能帮您彻底地解毒，它懂得识别死亡物质，将之分解，并促进毒素代谢。

酶激活细胞的活性，修复受损细胞，让细胞都笑了。

2. 酶——让血液净化、细胞健康

人体血液中红细胞往往会凝聚（见图5-14），导致血液运输系统出现问题。根据实验，服食酶2个小时后，对血液再次进行检测，将会发现血液中所有的血细胞均一一分开，血细胞的独立活性加强，改善全身血液循环系统。在这种情况之下，酶在吸收、运输氧气及营养方面，甚至包括解毒排毒作用方面也将发挥极佳功效。酶亦可改善身体组织内受伤、老化或阻塞的现象，协助将重金属排出体外。

酶有助降低三高：高血糖、高血脂、高血黏度。如果进行活血分析，就会发现肝胆肠排毒全身净化之后，血细胞的活性提高了，血液的品质也大大提高了。

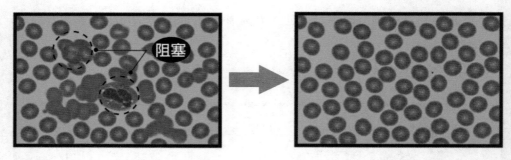

不健康的血细胞：血细胞活性不强，互相黏结阻碍红细胞与白细胞的活力

服食1～2小时之后：血细胞独立活性加强，免疫力提升

图5-14 聚焦的红细胞与分散的红细胞

3. 酶——会分辨死亡物质

我们曾进行简单的实验：将一活龙虾与一死去的龙虾同时放上酶，8小时后，活龙虾依然无恙；死龙虾之躯体却已完全分解，甚至其外壳有一部分

被分解！由此证明，酶是一种智能型的物质，能分解没有生命的物质，故能有效去除体内的非活性物质，进而分解、排除之。酶能有效去除体内怠滞物质。这些怠滞物质本应被身体的新陈代谢排出体外，但往往因血液循环不好而停留于体内，影响身体的健康。

神奇的酶

酶分解淀粉的实验

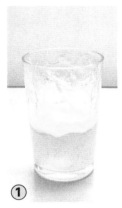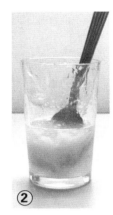

① 半杯的清水，加入两汤匙淀粉（用面粉、生粉、薯粉都可以），搅成水溶液状。

② 加入热沸水，搅拌至凝糊膏状。

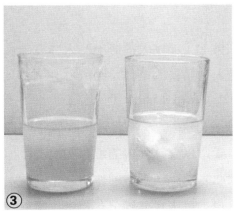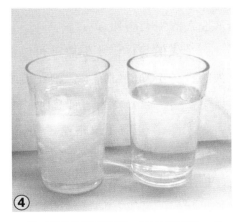

③ 将一部分糊状淀粉倒入另一个杯子，加入少许酶搅匀。

④ 剩下的糊状淀粉，可分成两份，分别加入水和茶。

结果：加入酶的糊状淀粉在放置一会儿后，变得稀薄，甚至像水一样。加入水和茶的淀粉无法被分解，仍然呈凝糊膏状。

图5-15 酶分解淀粉的过程

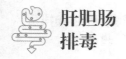
糊状的淀粉，就像我们吃下去的面条、面包、米饭、蛋糕等食物。一般人饭后都会喝一些饮科。以上的实验可以知道，酶能够迅速分解淀粉质，而饮料和茶是无法帮助食物分解的。人类的主食主要是淀粉类，而淀粉因其黏性在人体内不容易被消化，人体酶不足就会影响消化系统的功能和内分泌系统的协调，胰脏容易出现问题。以上的实验，也可用来测试各种酶的浓度，分解得越稀薄、速度越快，就表示酶的浓度越高，成本也就越高。我们人体内的生理化学反应是由酶催化而成，在消化系统中扮演的角色非常重要。

辅助二：益生菌

大家都知道，人体细胞最初由1个成熟受精卵细胞开始，分裂为2个细胞，继而以2的倍数一直分裂、不断分裂，直至数百万亿的细胞，发育成一个健康的机体。但实际上，人体细胞并不是人体内数量最多的细胞，人身上共生细菌的数量是自身细胞数量的10倍。

人体细胞和细菌的比例是1∶10，人体中有大量的细菌微生物聚集，包括细菌、病毒、真菌和霉菌等，从基因方面来讲，人类基因组大约由2万个基因组成，但人体中的微生物群的基因在200万到2000万个。这99％微生物的基因掌控人的生老病死。

一个人的身体健不健康，可以说是细菌起了非常大的影响！人体藏匿着庞大的各种不同的细菌群，消化道细菌是人体菌群的主体，绝大部分细菌又都集中在结肠部分。肠道有益菌平衡，就是人体健康的关键！

除了酶，也不要忽略益生菌。很多人一旦生病，都会直接找医生吃药或打针。一般情况下，医生可能会开抗生素，以杀死体内的细菌和病毒。但是，抗生素也会杀死体内的益生菌（也因此影响维生素群的作用），同时，也毒害我们的肝脏，使肝脏的解毒功能退化。抗生素会残留在体内，渗入骨头，最少需要7年才有可能排出来。

因此，如果您或您的小孩生病去看医生，吃药打针后，请务必大量摄取益生菌。及时给身体补充足够的良菌是非常重要的，尤其现在的饮食方式并不健康，0～14岁的孩子和60～70岁的老年人是最需要补充益生菌的。

（1）益生菌可帮助增加大便量，促进肠道蠕动，维持消化道机能，使排便顺畅。

（2）益生菌也是解毒高手！益生菌在肠内大量繁殖能抑制有害菌成长。如果体内的害菌比益生菌多时，肠壁上就会粘满毒素；被人体重复吸收就会加重肝脏的负荷，引发肝胆疾病。

（3）益生菌生产大量抗生素，提高人体内的酸性水平，以高酸性消除病菌的养分，制造抗生素消灭入侵的病毒。

（4）益生菌也制造烟碱酸、叶酸、B族维生素、维生素K、维生素H等。

（5）益生菌能帮助消化道分解食物。益生菌生产乳糖消化酶，帮助消化高钙的乳类食品。

消化菌的种类很多，每一种消化菌都有各自的功能，以下简单列出其中6种重要的消化菌：

（1）亚西德菲乐氏菌：中和乳糖、消灭病菌、改善退化的肠胃。

（2）普氏栖粪杆菌：减少黏膜、改善肝脏和肠道、减少内部肿胀。

（3）比菲德氏菌：预防癌症。

（4）保加利亚乳杆菌：清洁结肠，杀灭疱疹及病毒。

（5）阴道乳酸菌：抑制肿瘤扩张，改善阴道感染。

（6）凯喜菌：促进矿物质吸收，也是性病传染的疫苗。

辅助三：柠檬酸

1953年，英国克里伯斯以柠檬酸医学理论获得诺贝尔奖。

1964年，美国布拉克教授和德国的里宁教授再次以柠檬酸反应酸理论获得诺贝尔奖。

1935年，圣捷尔吉（Szent Gyorgyi）就发现：柠檬酸循环中的8种酸均能刺激细胞的呼吸作用。柠檬酸循环愈顺畅，呼吸作用愈顺畅，愈能加速新陈代谢释出三磷酸腺苷（ATP）高能量分子，产生充沛活力。在设计肝胆肠排毒"套餐"时，不可忽略柠檬酸的功效。

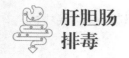

柠檬酸的主要功效：

◇ 强化胃液的浓度，帮助人体吸收矿物质。

◇ 减少氧化脂质产生，预防皮肤斑点及老化。

◇ 减轻体重，阻碍脂肪合成与促进脂肪分解。

◇ 减少热能量的摄取，抑制脂肪的制造量。

◇ 促进三磷酸腺苷高能量分子再生，消除疲劳。

◇ 加速新陈代谢，调节人体乳酸、丙酮酸、脂肪酸等，使血液维持弱碱性，强化自愈能力。

（1）柠檬酸的作用原理，是在人体的葡萄糖转为脂肪时，抑制一个叫作2,3-磷酸腺苷柠檬酸裂解酶（adenosine triphosphate citrate lyase，ACL）的酶，使脂肪酸无法合成。其水合柠檬酸反应能阻止碳水化合物转化为脂肪，还能够促进脂肪燃烧，排除体内多余脂肪。它能帮助减少脂肪酸形成，减低食欲，减少低密度胆固醇脂肪生成与囤积，降低血酸及血黏度。

（2）柠檬、柳橙、苹果、青梅、葡萄柚、银杏等，都含有高效抗氧化物质和维生素C，能帮助抑制胆固醇在肝内转化为胆汁酸，从而使胆汁中胆固醇的浓度下降，两者聚集形成胆结石的机会也就相应减少。

（3）新鲜柠檬汁富含柠檬酸，是最佳的天然清肝圣品。柠檬酸能促进胆汁分泌并抑制有害菌，还能使胆管中弯曲较硬的部位柔软化，帮助顺利排出结石。葡萄柚中所含类黄酮类物质柚皮素（naringenin），对肝脏的净化功能很重要，也能预防胆结石。苹果酸有利于肝脏自身净化、解毒，还可以杀灭病菌，有助避免胃肠道疾病。

辅助四：丰富的矿物质

矿物质的作用：

◇ 神经传导的重要物质。

◇ 经络能量传导的重要物质。

◇ 酶的能量中心。

◇ 细胞活动再造的重要元素，是退烧的圣品。

肝脏参与人体血容量的调节，热量的产生和水、电解质的调节。如肝脏损害时，对钠、钾、铁、磷等电解质调节失衡，常见的是水在体内滞留，引起水肿、腹水等。矿物元素，如钙、铜、锌、铁和钾等，是身体制造酶的重要辅助或活化因子。这些元素能够快速而有效率地清除体内所产生的自由基，也是强健体格不可或缺的。

表5-5 人体矿质营养素摄取量

矿物质	每天摄取量			
	儿童	青少年	成人	老年人
钙	600～800mg	1200mg	1000mg	600mg
磷	600～800mg	1000mg	800mg	800mg
钾	—	—	4.7g	—
钠	—	—	2.3g	—
氯	—	—	2.3g	—
镁	120～165mg	350mg	350mg	350mg
铁	15mg	15mg	10mg	10mg
碘	100～110μg	120～130μg	140μg	140μg
锌	10mg	15mg	15mg	15mg
铜	—	—	900μg	—
锰	—	—	2.3mg	—
锰	—	—	2.3mg	—
硒	20～40mg	50mg	50mg	50mg
铬	—	—	35μg	—

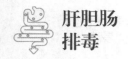
钙、磷、钠、钾、铁和镁，这些微量矿物元素（见表5-5），可增强体内器官的生物功能或调节生理活性。一旦缺乏矿物质，肝、胆、肠的新陈代谢将受到很大的影响，维生素也不易被吸收及利用，而酶也将失去活性。此外，人体的内分泌系统，例如：中状腺、肾上腺都与微量元素息息相关。这些元素参与造血，制造生长激素、胰岛素、性激素等，并协调体内的各种生理活动，甚至影响DNA的构造和遗传因子。

1. 矿物质是生命活动的中心

矿物质是维持生物体生理机能正常不可缺少的物质，参与各种生理活动。矿物质在生物体内不能产生能量，但是它可促进体内机制产生和维持能量。

一般来说，以自然疗法排肝胆毒，都需摄取多种矿物质，让肝胆经络活跃起来。钾、镁和钙促进血管动脉与血液流通，提供足够能量。铁、锌和铜帮助抗氧化酶组成，去除体内自由基。钛的主要功效是开启细胞传输蛋白，补充细胞所需矿物质含量。

2. 人体需要矿物元素发动酶

酶是细胞新陈代谢的催化剂，从细胞到骨骼、内部和外部化学反应都需要酶。所有生物体的生命活动都必须靠酶来进行。

（1）根据人体医学研究，人体需要大约2000多种酶以维持正常的运作。我们的身体能自制酶，但是它也需要在适量的各种元素的配合之下才能运作。例如：微量元素钼和锰，就是人体制造酶、激素等体内活性物质不可或缺的原料。

（2）排肝胆毒素一般需要一些特别配方、高品质的酶，再配合多种矿物质，提供身体排毒器官组织运作所需的元素。

辅助五：经络与穴位

（1）矿物质大量聚集在穴位周围，如图5-16所示。中医研究人员发现，当针刺入穴位时，穴位周围会产生大量钙离子。研究人员判断，骨骼里所藏的钙离子，就储存在这些穴道附近。针灸时，患者会觉得被刺的部位有酸胀或麻麻痒痒的感觉，而施针者则会感觉针头传来微微的能量，产生黏针的感觉。

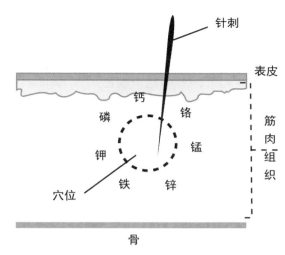

图5-16 矿物质大量聚集在穴位周围

（2）物理实验发现，骨间膜中析出的7种元素：钙、磷、钾、铁、锌、锰和铬，在穴位和非穴位上的含量相差40～200倍，以上的研究充分证明了中医的经络和穴位理论。

（3）肝胆肠排毒计划强调排胆结石前必须疏经活络，不但要特别拍打按摩相关的穴位，还要做适当的运动，帮助肝胆肠做好排毒的基本准备。拍打产生的振荡使经络活跃畅通，带动血液和淋巴等循环系统运作，这是排毒的关键之一。此外，排毒前要先进行一些适当的运动，以减缓不适的症状。

（4）肝胆排毒套餐所采用的产品需要即时补充充足的矿物质（离子化状态使身体能直接吸收利用），尤其是钙质，结合其他人体所需的矿物质，并以离子化的方式，让身体能更直接地吸收利用。

辅助六：经络拍打与按摩

除了食品的配方，为了达到更理想的净化效果，其步骤也是需要特别设计的。在进行肝胆肠净化之前配合的经络拍打和按摩、适当运动，排毒后的保养和食疗等，都是加强净化功效的重要步骤。

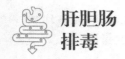

拍打肝胆经可使其活动加速，让相关穴位的力道强化，让肝胆更加积极地将堆积在胆肝经上的废物排出。因此，拍肝经和敲胆经会使臀部和大腿外侧的脂肪减少。拍打肝胆经可以活跃肝胆经，促使胆汁分泌，也可使整个经络活跃起来，增强运输的能力，为排毒做好基本的准备。持续每天早晚拍打肝胆经，然后做按摩和运动，经一段时期后就会感觉身体健康大有改善，人也似乎瘦了一点，因为体内的垃圾和毒素都排出去。

拍打肝胆经就是要疏经活络，再配合适量运动能促进血液和淋巴系统循环，使体内"气血"通畅运行。在清肝时配合一些运动，促进血液循环，帮助舒缓不适，防止发炎和肝脏有病患部位发生痉挛。

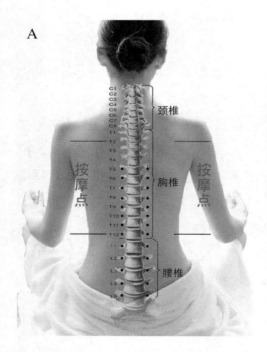
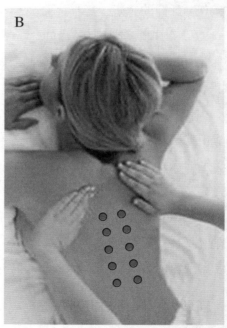

图5-17 脊椎与按摩点示意图

注：A. 26节脊椎骨，包括颈椎、胸椎和腰椎。
　　B. 按摩的主要部位，可加强按摩第9至第21节脊椎骨两旁。

按摩（见图5-17）可疏通气血经络、纾解疲倦及虚劳。每一节脊椎骨都会带动体内的气脉，按摩这些部位可加强身体的排毒效率，会有效舒缓不适感。

辅助七：优质的油促进肝胆排毒

肝胆肠排毒一般采用独特配方结合特优级的纯净橄榄油、紫苏油、亚麻籽油与芝麻油，它们含有丰富的不饱和脂肪酸，以及人体所需的各种矿物质与微量元素，能有效促进坏胆固醇的分解作用。

优质的油对心血管之粥样硬化等症状有良好治疗作用。服食一些油脂可刺激胆汁的分泌，再配合各种酶、益生菌、果酸、矿物质和维生素的运用，肝胆将大量启动胆汁的制造分泌，并大量排解至人体十二指肠以分解高剂量油脂。此举将刺激肝脏大量排解积存的废物与油脂以制造胆汁，短时间里大量排解油脂与废物残渣，降低肝胆中毒素的累积。而未被吸收的油脂则被送到大肠产生润便作用，并随同粪便一起排出体外。

辅助八：睡眠促进肝胆排毒，帮助恢复能量

（1）在进行疗法排毒时，充足的休息和睡眠是非常重要的，尤其是肝胆排毒。晚上11点到凌晨3点分别是胆和肝排毒活跃的时间，人体必须处于睡眠状态中才能让它们充分做好排毒的工作。睡眠对于内分泌和新陈代谢是非常重要的。

（2）高品质的睡眠帮助能量储存和细胞再造，使体力充沛，肌肤恢复柔嫩弹性。肝脏排毒解毒时，有多种内分泌和新陈代谢在进行，如果没有好的睡眠，体内分泌和代谢混乱，会引起很多其他的健康问题。同时，睡眠对肾经和膀胱经的修复调和，也有很大的帮助。

常常熬夜的人虚火上升、肝火旺盛，加上睡眠不足，精神体力不济，时常乱发脾气，性格急躁，更容易引起胆结石。

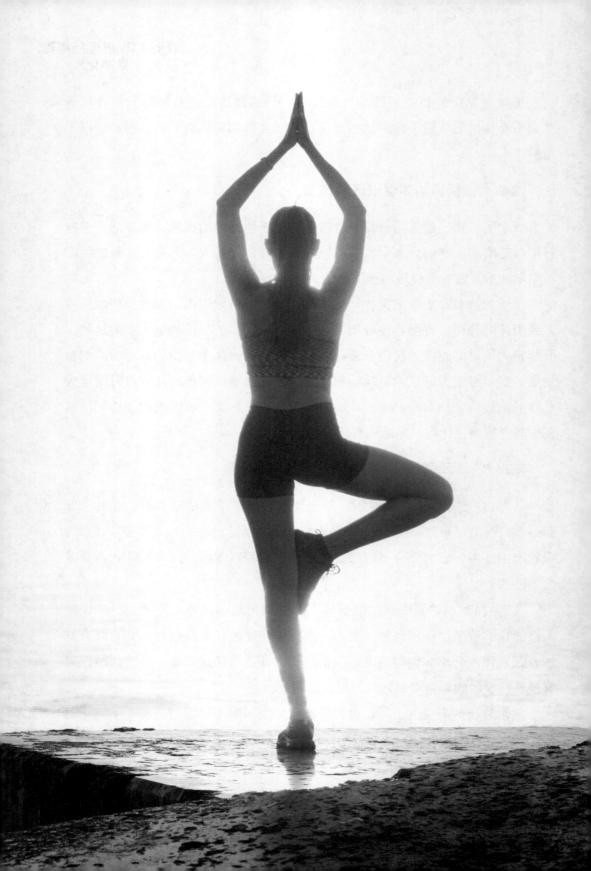

俊男美女爱"肝"净

"肝"净，皮肤娇嫩，女人就漂亮！

"肝"净，身体健康，男人就强壮！

肝脏的日常运作

每天要排出约 400 亿个细菌、病毒、寄生虫卵等物；排出人体内新陈代谢产生的 400 种以上化学废物。

24 小时处理 1000 种以上的消化和分解工作，需要多种酶配合活动。

有 500 项任务由肝内管路承担。

每分钟处理大约 1500mL 的血液，所有进入人体内的物质都必须经由肝过滤处理。

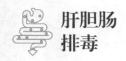
一、女人的美丽，70％靠内在"环保"

皮肤状态和呼吸系统，跟肠道有密切关系。肠、肺、皮肤，互为表里。肠道肮脏，其实会影响到肺和皮肤。

很多女人的痘痘、褐斑、皮肤痒等问题，都跟肠道积存毒垢有关系；有一些人常常鼻子过敏、容易流鼻涕，很多人认为这是跟空气有关系，其实这也都跟肠道积存毒垢有关系。

只要把肠道弄干净，呼吸管道的问题、皮肤的问题就会改变。所以有时候头痛不一定医头，说不定要从医脚开始；有时候处理痘痘问题不一定要从皮肤着手；处理鼻子的问题不一定是从鼻子着手，从肝脏、肠道排毒调整也是可以的。

先做肝胆肠排毒全身净化，一天之内就让痘痘消散60％～70％；再配合九大排毒平衡维护和食疗，两个星期至两个月的时间，皮肤就干干净净、漂漂亮亮了。

只要身体健康，女人就漂亮！我用肝胆肠排毒全身净化配合我设计的九大排毒平衡护理，常让很多脸色灰暗的女人脸色光亮了、痘痘不见了、身体瘦了、白发少了、年轻了、有体力了、经期正常了、内分泌失调的问题解决了。

二、更年轻

人老不是腿先老，而是肠道先退化、衰老！科学研究已经证实了，肠道老化是引起人体老化的关键。如果我们能够及早地发现一些肠道老化的症状，并及时地进行调理，是有可能逆转肠道"年龄"的！因为，当体内毒素积累，肠道老化，也会加速人体的衰老。也就是说，肠道提早老化的人，外表看起来比实际年龄老。如果你发现，自己脸上的斑越来越多、皱纹越来越深、肚腩越来越大、白发越长越多，要当心，你的肠道可能已经在加速老化了啊。

肠道位置是人的下丹田，是能量中心点。古人称"精、气、神"为三宝，视丹田为储藏精气神的地方。丹田元气旺盛就可以调节阴阳，使真气能在全身循环运行，调动人体的潜力，促进身体的健康长寿。中国人练气功都注重丹田，练的就是丹田的能量。

上丹田在头部，是人生精神精力之库；下丹田就在腹部，掌控身体的能量运输，包括营养对全身的传送力量。肠道的神经系统有1000亿个神经细胞，所以肠道又称为第二大脑或腹脑。

如果你懂得把肠道里面堵塞的垃圾疏通，把肠道毒素排出去，整体的健

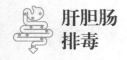
康状态即刻好转，外表可以看起来比实际年龄更年轻。

有很多女生有便秘的情况。有一位女性朋友去美容院做按摩理疗，按摩师说她背后有很多结节，这些结节已经是习惯性产生的，很难处理。按摩推拿疏通了没几天又产生了结节，一直都没办法完全解决。我告诉她：做做肠排毒就好了。因为把肠道弄干净以后，经络疏通，那边自然可以瞬间增加能量。

在她把肠道弄干净，隔天再去按摩，那按摩师说："咦？怎么结节不见了？脸上的皮肤也改变了很多，下巴有痘痘的也改善了。"

毒素排干净了，身体的阻塞就少了，体力好转，气色更加亮丽。只要加强心血管功能的排毒，则新陈代谢旺盛，身上的赘肉和皱纹也会被健康烫平！全身肌肉皮肤更平坦亮丽，少皱纹、少痘痘，红润光泽更有血色！

三、更白而少斑

身上呈斑，是毒素累积造成的。自由基过多使血液流通受阻或氧化脂质的存积都会导致斑痕。脸上长斑的人，一般皮肤颜色暗淡，而内脏也已经长了很多斑。肝胆肠全身净化排毒后，再做完整的皮肤排毒平衡护理，就可以减少色斑、美白靓丽了！

现代人的生活环境和紧张忙碌的生活方式，使保持洁净白皙的肌肤更加困难，皮肤问题更是层出不穷：黑斑、雀斑、油腻、干燥、青春痘、发炎、毛孔粗大、过敏等。大肠积聚的食物残渣腐败之后，形成有害的氧化脂质，这些氧化的物质通过肠壁被再吸收至血液中，再流至全身，入侵皮肤细胞。

当皮肤曝晒在阳光下，紫外线的照射刺激皮肤底层的黑素细胞，使络氨酸酶活化形成黑色素。藏在皮肤层的毒素经紫外线照射，也会促进过氧化反应，开始引起皮肤细胞异变、皮肤发炎。

只有排泄掉身体内部的毒素，才能彻底恢复。长期的自身中毒，将破坏身体其他器官排毒机能，使代谢速度减慢从而引起疾病加速衰老。肠道排毒系统负荷过重时就会分泌大量的黏液，可能发生肠道下垂、变形、阻塞，溃

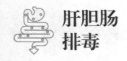
疡、酸碱不平衡、良害菌比率不均衡，容易造成细胞发炎、肿瘤、皮肤病、肥胖症等。

睡眠不足导致内分泌失调和肝胆失调，也是引起斑点的原因。脸颊和皮肤浮现褐斑也可能和肝脏功能欠佳有关。当肝脏无法将毒素完全分解、排出，滞留于体内的毒素渗入血液流通至全身，形成褐斑浮现于皮肤表层。肝胆肠排毒全身净化，再配合睡眠疗程，就可达到令人惊喜的效果。

做好肝、胆、肠这三个部位的排毒，就等于直接排除体内毒素与多余水分，净化与强化五脏的运作，提升代谢功能。如果人体获得真正的健康，代谢正常、循环顺畅、身体的氧和水分充足，细胞就会变得活跃且能量充足，便能减少黑色素沉淀，肌肉会紧实、富有弹性，皮肤也自然滋润美白。

四、更好睡

美国俄亥俄州凯斯西储大学研究人员追踪调查将近7万名妇女，时间长达16年，发现每天维持充足的睡眠，有助妇女保持苗条身材。研究人员还发现，每晚睡5小时以下的妇女16年中体重增加15公斤以上的概率，比睡眠充分的妇女高出1/3。

睡得好，体内的排毒和修复顺利、激素平衡、新陈代谢正常，毒素少，皮肤好，身材也不走样。肝胆肠全身净化后，只要懂得维护，体重减轻、身体轻松就是必然的事。

"便秘黏黏，噩梦连连"，便秘的人睡眠不好，肠道不干净，皮肤有毛病，睡觉不安静！

做完肝胆肠排毒全身净化之后，肠道清、皮肤亮、睡眠好！

当精子和卵子结合时，首先产生松果体，松果体分泌的褪黑素控制人体八大激素，因此是生命和能量的根源。松果体在眉心称为"上丹田"，腹部是"下丹田"。身体干净时，上下丹田都旺盛地分泌睡眠物质——褪黑素，就能睡得好。睡眠对于内分泌和新陈代谢是非常重要的。高品质的睡眠帮助

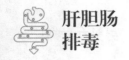
能量储存和细胞再造，使体力充沛，肌肤恢复柔嫩有弹性。

　　长期吃安眠药的人，更应该进行肝胆肠排毒全身净化。再配合睡眠排毒平衡维护、食疗、保健产品和护理疗程，也许安眠药可以不吃了，而睡得更香甜。我的另一本著作《睡好，不会老》就详细讨论了睡眠的问题、疗程和一些案例，欢迎大家参阅。

　　夜里11点到凌晨3点分别是胆和肝排毒修复的时间，人体必须处于睡眠中它们才能做好充分的排毒工作。常常熬夜的人虚火上升、肝火旺盛，加上睡眠不足，精神体力不济，时常乱发脾气，性格急躁，更容易引起胆结石。肝胆肠排毒全身净化，肝火可以迅速降低，肝胆经络平衡，睡眠品质就会好。

五、更瘦、更苗条

肥胖的最大原因，无非是热量的摄取多于热量的消耗，使体内过多的热量转变为脂肪储存在体内。肥胖起因是身体代谢不良，吃得过度，消化不良或排解不及所引起。血脂、毒素堆积引发阻塞，排水障碍，循环代谢不良进一步导致器官功能下降，从而引起恶性循环。长期下来，体内虚弱则基础代谢率持续下降，人更容易肥胖起来。

超重和肥胖不仅仅是体态问题！

超重和肥胖会加重消化功能的负担引起各种消化不良症状，肥胖者还可能会出现呼吸困难、哮喘、骨折风险升高、心血管疾病的早期征兆（高血压、胆固醇和胰岛素水平增高）、葡萄糖耐受障碍、二型糖尿病、骨骼和关节问题、失眠、口臭、体臭、皮肤问题等症状，甚至还影响社交，造成心理焦虑、自尊心受挫、孤僻及抑郁等。

所有治疗都要在人体处于气血顺畅、无阻碍时才能有效，否则食物、营养、药物反而变成毒素。对于美容和减重也一样！疏通肝胆肠的堵塞，让身体把多余的脂肪和废物排掉，让身体的各系统能正常、能有效率地运作，瘦下来之后也不会复胖。

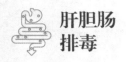

六、口不臭、身上的异味淡了

体臭是一件令人尴尬的事。身体可能会散发的臭味包括：头发臭、腋窝的狐臭、乳臭、口臭、脚臭等。体臭越重的人，体内积藏的毒素就越多。体臭是汗液和皮肤分泌物被细菌作用后产生的气味，由多种腺体分泌物混合而成。汗液中含有或多或少的"丁酸脂"，丁酸脂的浓度高就会产生臭、腥，甚至臊味。

《黄帝内经》指出："清者，气脉常通，精神内守，身轻体健，唇齿生香，寿敝天年，可以百岁也。"

在"九大排毒系统"里，皮肤排毒是非常重要的排毒之一（因为皮肤是人体最大的器官，其分布的汗腺是排毒最迅速的管道）。疏通汗腺，使排汗活跃，是让体内酸毒释出的最佳方法，而且，有一些毒素，像重金属类，唯有透过汗腺才能排掉。皮肤排毒不但对改善体臭有效，它对于治疗皮肤过敏、皮肤炎、痘痘、暗疮等皮肤问题也具奇效。我更进一步发现，让肾脏虚弱的人或肾脏病患者多排汗，对强健肾脏也有很大的帮助。有一些刚开始洗肾的病患，通过我的"九大排毒系统"调理之后，就不必洗肾了！

想要摆脱体臭，只要好好地进行排毒。一段时间不吃肉类或其他酸性食物，让身体把囤积在体内的酸毒排掉后，体臭就自然消失了。

七、平衡内分泌

一项针对100位35～55岁女性的激素浓度检测的研究结果显示，激素能让外表和实际年龄相差5～10岁之多！皮肤问题的真正原因并不在于外部，而是出自内部——排泄机能障碍（所有被称为"成人病"的慢性疾病，也是出自同样原因）。内分泌失调多因体质酸化导致腺体运作不良所引起，而肝脏对于体内各种激素的形成也扮演重要角色。

当一个人体内干净，睡得好，内分泌就平衡（睡眠对内分泌的影响非常大）。相反的，体内毒素多，肝功能差，肝火旺，常常导致睡眠障碍，内分泌也一定会失调。尤其是女人，内分泌失调，一切就变了：皮肤粗了、身材胖了、脾气坏了、月经紊乱、脸色暗淡，有时候还觉得运气都差了！

体内循环系统的顺畅，也有赖于肝脏对血液净化的效率。所以肝脏功能的提升，当然会对平衡内分泌有莫大的影响。而皮肤敏感多为反映体内毒素排解不良，身体在无可奈何之下透过皮肤排毒的一种现象，这显示肝脏的排毒功能已处于不良状态，更需进行净化排毒疗程。

肝脏功能的强弱直接影响内分泌，再加上各腺体可能的毒素累积引起功能退化，很容易出现内分泌失调的现象。提升肝胆功能是非常重要的，同时也可以协助清除降低体内毒素危害。在排毒后，对因内分泌失调所引发的各

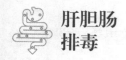

种妇科问题如经痛、月经失调、卵巢问题、不孕等有明显的帮助。肝胆肠的排毒和九大排毒系统的整体净化能够协助身体在这方面的调解、平衡，让健康再一次重建。

　　人体激素中的雌激素和黄体激素对于女性保持青春非常重要。这两大激素调节肌肤的脂质和水分，维持真皮层胶原蛋白和弹力蛋白含量，提高细胞含水量，从而使肌肤水嫩细滑、富有弹性。

八、更有机会怀孕、更"性"福

常碰到女人问我："想生一个孩子，但是一直都怀不上。我已经去检查了，一切正常没有问题。怎么办？"

这样的情况，我发现她们有几个共同的问题：

（1）内分泌失调；

（2）身体虚弱；

（3）便秘；

（4）睡眠不好。

当我帮助她们做肝胆肠排毒全身净化，再应用九大排毒调理内脏机能的虚弱问题后，常常就会有好消息了！

不孕者可在净化后再进行体内的强化调理，必能提升受孕概率；而对想要怀孕者，父母自身的净化，对往后胎儿的孕育成长有莫大的帮助。

很多人身上毒素重，渐渐地全身五脏六腑的机能开始加速老化，变得"了无生气""垂头丧气"。当毒素减少，气血顺畅、新陈代谢好，营养和氧气的运输顺畅，身体自然"生机勃勃"，心情好，"性"趣浓厚！

身体健康平衡，性生活更美满。体内各方面的运作自然顺畅，达到健康和体力充沛，性方面的问题自然也能解决。

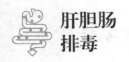
九、改善更年期症状

更年期一般发生在45～55岁之间，容易出现以下问题：

（1）脂肪堆积、身体发胖；

（2）骨质疏松、体型失控；

（3）血中胆固醇增加，动脉硬化等。

人老了，一切都改变了。体力不再、青春不再、皮肤光彩不再、身材不再，最后连证明自己年轻的月经也没了。很多的疾病找上门来，不好受的心情和生理感受（潮热），这时候都一一呈现了。

女性到了更年期，卵巢功能开始逐渐衰退，生殖器官开始萎缩，内分泌开始失调。这个年龄阶段，必须注意身体各个排毒系统是否正常运作，并计划如何帮助身体的九大排毒系统顺利地将毒素排掉，以平衡内分泌、改善更年期症状。

如果能够阻止碳水化合物转化为脂肪，还能够促进脂肪燃烧，排除体内多余脂肪，就能帮助减少脂肪酸形成，阻止低密度胆固醇的生成与囤积，降低血酸及血黏度。

在我多年来施行自然疗法的经验里，很多的健康问题是可以解决的，很多的生埋问题是可以预防的。我虽年过半百，但是我依旧生龙活虎、干劲十足！一点都不觉得老。常在公司开会，从早到晚，同事已觉得很疲倦，我仍神采奕奕，思路清楚！虽然是长出了一些白发，如不与年轻的孩子站在一起，都不会察觉自己已老。我依循九大排毒保健原理自我保养，解毒排毒＋平衡维护，也将此秘诀与朋友和读者分享。

我周围的人，只要有健康问题，我如不帮他（她）处理好，就会有不甘心的心情。只要他（她）能好好配合，总能有令人满意的效果。希望我的这些经验和心得，对您也有些许帮助。

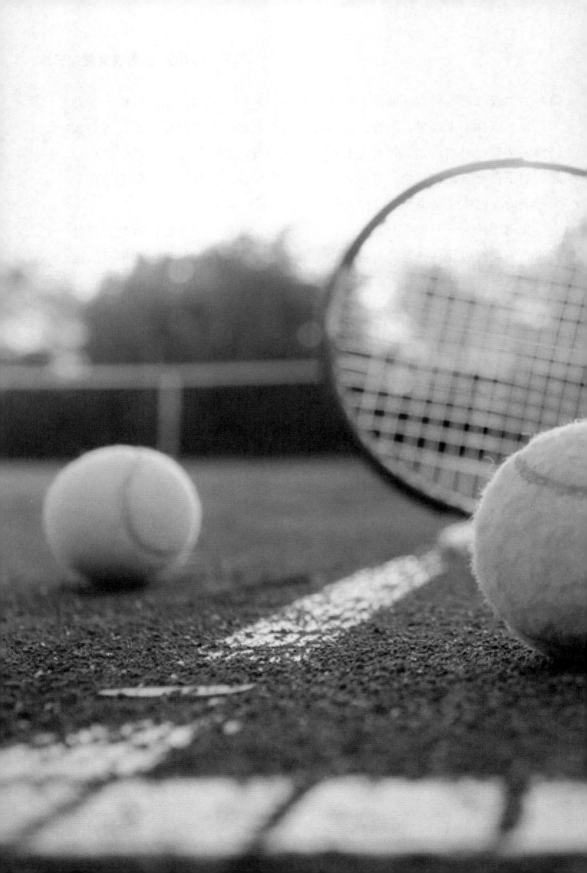

07

养肝护胆清肠，
长期平衡维护

　　刺激肝胆经络，促使肝胆的能量加强，提升人体的排毒能力，也帮助细胞的新陈代谢和加强人体的造血功能。

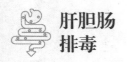
一、肝脏疾病的保健原则

肝脏疾病的种类繁多，主要涵盖了慢性肝炎、酒精肝、脂肪肝、肝硬化等，大部分人患肝脏疾病的主要原因是生活习惯不良。如果你是高风险群体或是已经患上肝脏疾病，那么你就要好好地来了解一下肝脏疾病的保健原则（见表7-1）。

（1）睡眠充足：经常熬夜、睡眠不足、睡眠质量不佳，都会影响肝脏自我修复。一定要在每晚11点以前入睡，并保证7个小时以上的睡眠时间。

（2）及时排尿：早上睡醒之后要及时排尿，将累积一夜的毒素及时排放出去，避免毒素长时间滞留体内。

（3）吃早餐：吃早餐有助于中和胃酸和预防胆结石，同时也减少胰腺炎、糖尿病、便秘等多种疾病的患病风险。

（4）细嚼慢咽：暴饮暴食损害肝脏与肠道健康，也容易造成体内自由基大大增加。

（5）多吃天然的食物：加工食品中添加了防腐剂、色素、人工甜味剂等食品添加剂，这些添加成分含有人体较难分解的化学物质，进入人体后会增加肝脏解毒负担。

（6）少食油炸烧烤：油脂和饱和脂肪酸的长期堆积是导致肝脏疾病的主要祸首。烧焦食物（尤其是肉食）容易导致肝损伤。

（7）不过量饮酒：酒精对肝胆的伤害是非常大的，酒精会降低肝脏的功能，导致体内毒素增加。长期过量饮酒容易导致肝硬化。

（8）不发脾气：肝主疏泄，而大怒会耗伤阴血、造成瘀积，影响肝的运行。一定要懂得调适情绪，不抑郁、不发怒、少忧心。

人体是一个以五脏为中心，通过经络系统联系起来的有机整体。脏腑与气血津液，与人体四肢百骸有密切联系。先清除体内五脏六腑毒垢，平衡肝胆内及血液中的酸、碱、电解质，最后就是长期的维护计划。也就是符合中医认为的：病有虚实之分，虚证宜补，补其不足而使阴阳平衡；实证宜泻，泻其有余而使内外通达。

表7-1　肝脏疾病的保健原则

疾病名称	保健原则
慢性肝炎	摄入充足的热量、蛋白质，少量多餐，多吃碱性食物
酒精肝	戒烟、多运动、多排汗，食物应富含饱和脂肪酸，多吃柑橘类食物
脂肪肝	戒酒、营养均衡，超重者需减肥，多吃卵磷脂及摄取胡萝卜素
肝硬化	鼓励摄取卵磷脂，吃容易消化的食物，控制钠的摄取量
肝脑病变	注重摄取蛋白质，多吃植物性蛋白
肝昏迷	避免高氨食物，注意身体的能量需求，避免低血糖现象，注意水分及电解质平衡

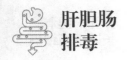

二、自我灌肠

　　一般地暖有大约50年的使用寿命。地暖管在运行数年后，水里的杂质、生物黏泥、水垢、铁锈、污染物等就会黏附在内壁上，管路会变窄或栓塞，水量会变小，也影响制热性能。许多人都知道，地暖管内沉淀的污泥杂质等需要定期冲洗出来，最好是使用2～3年后找专业的清洗公司对地暖进行清洗。

　　人体肠道不也是类似的现象吗？几十年来大吃大喝，体内尤其是肠道内堆积多少的毒垢呢？肠道内有食物残渣、细菌的发酵物和腐败物、食物中不消化的纤维素、消化道脱落的上皮细胞、黏膜碎片，还有未被吸收的消化道分泌物，如黏液、胆色素、黏蛋白和消化液等，很多疾病就是因为这些毒垢堵塞在体内而产生的。

所以，定时清理肠道也是很有必要的！

肠道堵最直接的表现就是排便不正常、便秘等！最好是可以采用灌肠袋进行"自我肠道清洗"。刚开始的时候，一个月可以做2～3次，如果清洗肠道的次数多了，改为一个月清洗1～2次。

灌肠又称为大肠水疗法，是一种以纯净温水来清洗乙状结肠及直肠部位的排毒方式。一般人，如果能够1～2周进行1次灌肠，帮助排除肠道内的陈年废物，脸色、皮肤的质感、整体的健康状态都会有良好的改善。

1. 洗肠疗法排除肠道毒素

简单来说，灌肠就是用1000～2000mL的温水或冷水，直接灌入肛门以软化粪便，清洗直肠和乙状结肠部位；也可以尝试以咖啡、柠檬、小麦草、益生菌等溶液，以达到不同的效果（更多详情可参阅我的另一本著作《找到癌症的根源》）。

咖啡灌肠始于1930年，为德国医生马克斯·格森（Max·Gerson）所提倡。格森医生相信，咖啡因可刺激肝脏及胆囊，去除体内的毒素。利用咖啡灌肠能够刺激肝脏分泌胆汁，促进脂质分解，加强肠道的蠕动能力。

2. 灌肠有助调整变形肠道

长期严重的便秘，可能已经导致肠道变形、下垂，造成肠管狭窄或闭塞。这种情况必须洗肠或使用泻药才能排便。自我灌肠就像吹气球：将水灌进肠道，使聚积的宿便软化，让肠道恢复其弹性。肠道按摩亦可在灌肠时进行，帮助达到更好的净肠效果。但是，灌肠后需大量补充酶和益生菌。不论是否便秘，皆可在疗程期间进行灌肠，以确保肠道环境能够提升到更好状况。灌肠只需在特定时期内进行，过后若便秘状况已处理，则无须依靠灌肠来排便（见图7-1）。

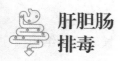
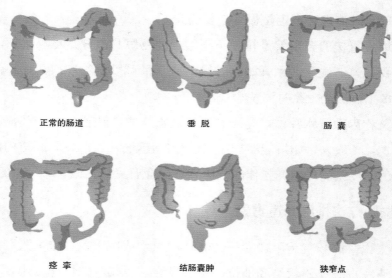

| 正常的肠道 | 垂脱 | 肠囊 |

| 痉挛 | 结肠囊肿 | 狭窄点 |

图7-1 健康的肠道与病态的肠道

3. 灌肠的好处

恢复肠道的活力。

减轻便秘的问题。

清除肠内宿便及毒素。

身体酸碱平衡。

减轻偏头痛及皮肤问题。

排除寄生虫。

加强免疫功能。

增进B族维生素、矿物质和脂肪酸的吸收。

4. 自我灌肠器

这是一个特别设计的灌肠器，它很轻、容易使用、安全、卫生，所以不管在家或旅游使用皆非常方便。

这套自我灌肠器包含一个可装入1800mL水量的灌肠袋，已装上润滑剂的插口、插口器止水夹子。

1）建议使用程序（见图7-2)

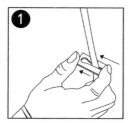

1. 把止水夹子移到"开"的位置。

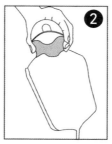

2. 用两支手指放在灌肠袋蓝色位置的两旁，向内推开袋口。

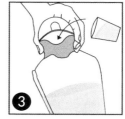

3. 装入所要的水量及灌肠溶液。

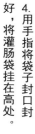

4. 用手指将袋子封口封好，将灌肠袋挂在高处。

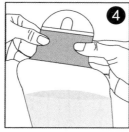

5. 将防水滑地布（自助）置放在地上，身子坐在其上。

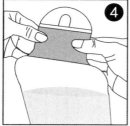

6. 打开插口。

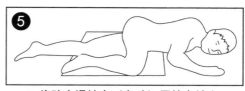

7. 准备止水夹子，徐徐让少许水流出，以确定管子里没有任何空气，再把止水夹子移到"开"的位置。

8．进行您所选择的位置，开始进行灌肠。

9．将插管插入肛门4～5cm。

10．如有痔疮者，可在进入部分涂抹润滑利，以方便插入。

11．将灌肠袋挂高处，1800mL水量即可于2～3分钟内自然流入体内（初次使用者可能于半途即不能适应而急于如厕，此时能忍则忍，若无法忍则可采取渐进式，如首次入水200～300mL往往即急于如厕，接着慢慢再将水量一次增加至800mL左右，渐渐适应之，最后再将水量一次增加至1800mL即可）。

12．随着适应程度之提升，清洗的程度既自然又深入，自乙状结肠到降结肠、横结肠、再到升结肠。

13．为增加灌肠效果，可同时进行大肠按摩法。

图7-2 灌肠步骤示意图

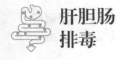

2）大肠大步骤按摩法（见图7-3)

步骤一：升结肠之按摩

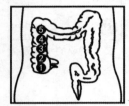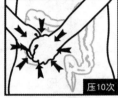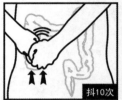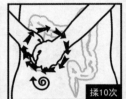

按摩升结肠1～5处，压、抖、揉各10次。

步骤二：横结肠之按摩

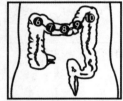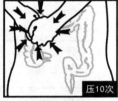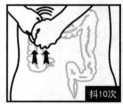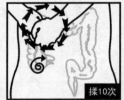

按摩横结肠5～10处，压、抖、揉各10次。

步骤三：降结肠之按摩

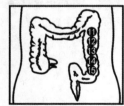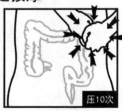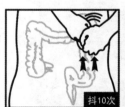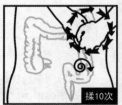

按摩降结肠11～19处，压、抖、揉各10次。

完成时可由反方向再进行1次按摩。
以上运动对于洗肠有莫大帮助，请慢慢练习并适应之。

图7-3 大肠三步骤按摩法

三、经络拍打与按摩

经络学说就是研究经络系统的生理功能、病理变化及其与脏腑之间的关系的理论。它是中医学分析人体生理、病理和对疾病进行诊疗的主要依据之一。"经络"这个词首见于《黄帝内经》，其《灵枢·邪气脏腑病形》篇说："阴之与阳也，异名同类，上下相会，经络之相贯，如环无端。"又如《灵枢·经脉》中说："经脉者，所以能决死生，处百病，调虚实，不可不通。"

1. 拍肝经

以拍打肝经与胆经为主，也鼓励大家拍拍大肠经。拍打的穴位可包括足三里、内庭、曲池、合谷、委中、承山、太冲、昆仑、环跳、阳陵泉、通里、列缺。拍打必须由下向上，也就是说从三阴交穴—悬中穴开始，慢慢向上拍到足三里—阴陵泉和股下段的梁丘穴—血海穴，再拍到股上段的风市和环跳穴。如此反复拍打60次，对活血理气、舒筋通络、调理脾胃效果尤佳。

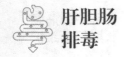
2. 敲胆经

左脚踩在椅子上呈90度，然后左手握拳从臀部敲打到大腿外侧，大约100～200次。敲打时每秒大约两次才能有效刺激穴位。再换右脚和右手，同样也要敲打100～200次。大腿脂肪较厚的人或肌肉很厚的人必须用力一些，大腿外侧正是胆经的地方。肝胆相照，胆强健自然让肝脏解毒功能增强帮助体内排除废物，并让身体放松。

拍肝经和敲胆经主要在刺激肝胆经络，促使肝胆的能量加强，提升人体的排毒能力，也帮助细胞的新陈代谢和加强人体的造血功能。

3. 按摩法

肋部位为肝胆经脉（期门穴、章门穴）所交会，用手指按揉肋部60次，有疏肝理气、清肝利胆之效。这对治疗肝胆疾病和岔气、肋间神经痛有效。最好可以养成习惯，每日早晚都做1次。

腹部是任脉经过之处，每日早晚双手重叠放在脐部的神阙穴，以顺时针方向按揉60次，然后再以逆时针方向按揉60次，可改善消化系统、生殖泌尿系统的功能（见图7-4，图7-5）。

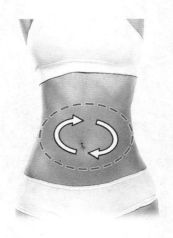

图7-4 刺激肚脐部位的神阙穴可提升消化与排毒功能

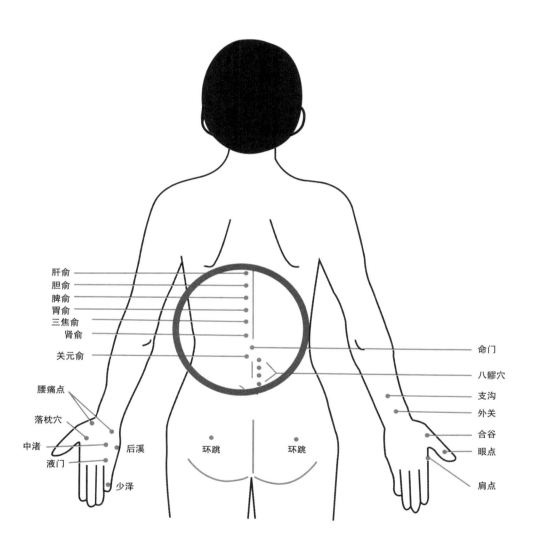

肝俞
胆俞
脾俞
胃俞
三焦俞
肾俞

关元俞

命门

八髎穴

支沟

外关

合谷

眼点

肩点

腰痛点

落枕穴

中渚

后溪

液门

少泽

环跳

环跳

图7-5 按摩背部脊椎中段，可刺激肝、胆、脾、胃和肾的经络，有利于排毒

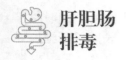

四、周易兴健康调和法

1. "清" 是健康的基础

表7-2 肝脏疾病的保健原则周易兴健康调和法

清	营养	运动	休息	快乐	健康状态	健康的障碍
○	√	√	√	√	不健康	毒素累积，淋巴系统不活跃，造成免疫虚弱
√	○	√	√	√	不健康	营养过剩或不足，但很多人是营养不均衡
√	√	○	√	√	不健康	氧气不足、气血不畅通，导致循环系统阻塞
√	√	√	○	√	不健康	睡眠差、能量耗损、修补不利，引起内分泌失调
√	√	√	√	○	不健康	心灵创伤、负面情绪、压力紧张，导致神经紧绷
√	√	√	√	√	很健康	无

"清"就是体内清洁的意思，最主要的就是将体内累积的毒素排除（包括心灵的毒素）。体内的酸毒、废物、化学副产品和宿便一定要清除，才不会加重肝胆的负担（见表7-2，图7-6）。

肠道是人体最大的内脏，也是最重要的排泄系统。因此，一定要让肠道健康，大便的排泄顺畅，也要定期进行肠道"大扫除"。日常饮食多吃蔬菜、水果等碱性食物，对肠道保健非常关键。

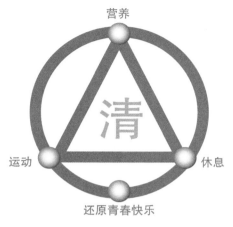

图7-6 维护健康的四要素

每天要喝充足的水，适量进行运动、腹部按摩，以及养成早晚排便的习惯。记住，肠道的四大守护神：纤维、酶、益生菌、果寡糖，胡萝卜素也非常重要。

2. 均衡的营养

现代人不是营养不足，而是营养不均衡（见图7-7）。偏食、广告的误导和错误的饮食观念，造成营养不良。追求口欲和食物的卖相，也使食物的天然营养几乎被破坏殆尽，还增加了许多的化学毒素。在这样的环境之下，人体的营养失调，细胞无法得到充足的营养和良好的环境，而影响其修复和再生能力，加速衰老和死亡。所有外来物的毒素，及由下腹腔回流到心脏的血液，都先经肝脏处理。如果日常所吃的食物，都含有要肝脏"加班"处理的"毒素"，包括油炸、腌制、辛辣、肥腻、加工食物，以及经化学农药或添加化学剂处理的材料（包括：白糖、餐桌盐、高温处理的食油），会令肝脏工作过度。

饮食定时定量也有助于肝胆肠健康。饮食要有规律并注意食物的卫生。要多吃水果、蔬菜等富含维生素的食品，大便干燥者服用蜂蜜以保持大便通畅。粥类容易消化，对肝病大有益处，特别是加入薏米、山药等具有健脾除

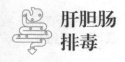

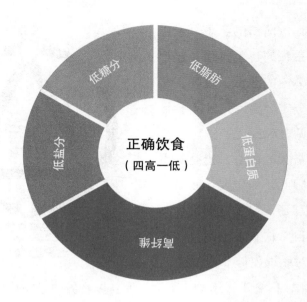

图7-7 维护健康的饮食标准

湿功效的食材。不吃早餐不利于胆汁的排泄；晚餐吃太多则往往导致消化不良、脂肪储存，还不利于保证睡眠质量。在营养辅助方面，应注意补充高品质的酵素、良菌、果寡糖和大麦草。对于任何炎症来说，大麦草具有强力的消炎效果，是最天然的阿司匹林。

维持肝脏正常运作，要多摄取B族维生素。因为喝太多、吃太多引发的脂肪肝，可用维生素B_2、维生素B_6、乙酰胆碱来治疗。如果觉得体力不佳时，就要多摄取维生素C和维生素E来补充体力。当肝功能变差时，无法制造出运送维生素A的结合蛋白质，储存在肝脏里的维生素就无法被达到身体各组织。也要多摄取维生素K，维生素K是让血液凝固的凝血酶原因子的必需构成成分，但是如果肝功能异常，人体就无法正常制造。

烟酒对肝胆的伤害很大，海鲜和肉类食物（尤其是经烧烤和油炸的）对肝胆肠也不好。肝病患者更应该调节饮食，戒烟、戒酒。尤其是酒精对肝脏的损害极大，一定要严格戒除。日常饮食应该清淡、戒辛辣及油腻。过量食用辣椒、煎炸食物、动物脂肪及动物内脏，容易患上肝胆肠疾病。

3. 运动：人是动物，不是植物；不动就会拿去"种"

运动时大量流汗排毒，能最大量地减轻肝脏的负荷，同时也让血液流动顺畅，使排毒能力加强。运动也可以使每一块肌肉变成"心脏"，帮助运送营养、氧气、淋巴液、废物等，帮助身体排毒。

最近，我针对一些有健康问题的人群进行了一项试验，用各种不同的方式来改善他们的健康。从食疗、保健产品、健康器材、运动、静坐气功各方面着手，结论简录于图7-8。

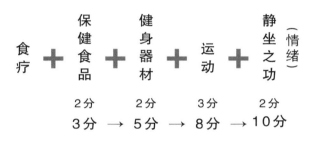

图7-8 试验结论

食疗有帮助，但恢复速度较慢，只能得1分；

加上健康食品，因是浓缩功效，可得2分；

加上健康器材帮助血液的畅通，也可得2分；

加上运动时，发现效果更好（比前三项的功效更好），可得3分；

再加静坐气功，您就能得到满分（10分健康）了。

运动是最重要的。医学上也发现，长跑的人很少会患癌症，因为全身氧供、血液循环好，新陈代谢顺畅毒素很少累积在体内。

运动是最重要的！缺少运动，就算再怎么努力维持健康，您都只能达到7分！想要十分健康，就一定要运动。

运动对健康的影响主要是加快血液循环的速度，强化心脏，提升人体的免疫功能，也会加快人体的新陈代谢，加快人体废物的排除。运动帮助增强体能，提高运动的持久力和承受力，改善人体的循环系统。人体的发胖，

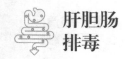
多数是由于人体的循环系统不通畅，导致垃圾（脂肪）的堆积，运动之所以具有减肥的效果，是由于运动需要消耗人体的能量，大量的体力消耗会使人产生疲倦感，进而增加睡眠的时间，改善睡眠的品质，增加了人体造血的时间，换气水平因而提高，循环系统也更加通畅无阻。

我常说："人是动物，不是植物；不动就会被拿去'种'！"适度的锻炼对肝胆肠的健康非常有利。运动是带动全身九大排毒的关键，尤其对维护皮肤、肺部和肠道的健康非常重要。人体代谢后的废物、重金属、毒素等，附着于皮肤表面的微血管，可透过流汗排泄出去。深层吸气和吐气帮助排出体内废气，增加肺活量，帮助人体的血液循环输送氧气。常运动的人丹田有力，肠道也比较健康。

加速体内毒素排泄是护肝最对的方法。减轻肝脏的负担，让它能够做好排毒的工作，也间接帮助身体其他系统、器官、组织的正常运作。

4. 睡眠：人体的70%能量修补在睡眠中进行

睡得好，身体的九大排毒才能顺畅。中医学理论中讲"人卧则血归于肝"，充足的睡眠对肝病的康复很重要。睡眠时大部分的血液进入肝脏解毒，并将干净的血液用于人体修复。睡眠好，精神饱满、能量充足，睡不好，口臭、精神差！因为，肝胆在晚上进行强烈的解毒排毒工作，睡眠不好使这些"工作"无法完成，从而"臭气四溢"，精神也萎靡不振，体力不济。

睡眠还应按照自然规律作息，尽量避免熬夜。中医理论上讲"久视伤血，肝藏血"，过多看电视、上网对肝病也是不利的。同时，生活过于安逸也不利肝脏，所谓"久坐伤肉，久卧伤气"，活动量太少不利于气血循环，妨碍经络及大便通畅。

5. 褪黑素：掌控全身九大排毒系统

精子和卵子结合之后，所产生的第一个腺体就是松果体，然后形成脑→神经＋脊椎骨→五脏六腑……虽然松果体是一个分泌腺体，但由神经细胞所组成，是中央神经系统的一员。它能够通过瞳孔感受光线，调节褪黑素的分泌量，然后操纵生理活动，代谢、消化、生长、生殖、血压、心跳、体温、睡眠等，包括人的寿命。松果体兼具激素与神经作用，跨越人体两大系统，从胎儿时期就开始影响人的一生，堪称"灵魂的中心"，也可以说是"生命的中枢"。

我的研究发现，多项数据显示松果体所分泌的褪黑素含量几乎决定睡眠的质量，也决定身体的健康状态。褪黑素含量越高的人，越少生病，甚至几乎没病！例如：常静坐的人、常诵经的出家人、常练习气功的人，这些人体内的褪黑素含量特别高（可以是一般人的几十倍）。他们睡眠好、气色好、少生病，外表看起来也比较年轻，他们几乎没有肝火，更没有毒素。

睡得好，没肝火，不会老！如果患上肝胆疾病，一定要好好休息睡觉。

便秘的人也会睡不好，导致肝火旺盛，肝不好，有一些人更是因此脸色灰暗、满脸痘痘。便秘的毒素直接进入肝脏，毒素使肝火旺，肯定睡不好。因此，一定要养成定期排便的习惯，而且有便意就要立刻去厕所，不要忍便。忍着、忍着，忍久了就排不出来了，问题就来了。多清肠，肝脏就干净；毒素少了，睡眠就好。否则肠道的毒素会扩散到全身。

高质量的睡眠帮助脑部的松果体分泌褪黑素（它是人体八大激素的主导）以及身体的自和能量恢复源泉。如果你想睡得好，在日常饮食增钙和褪黑素的摄取，同时多吃酸枣仁、小米、螺旋藻、大豆、麦片等含睡眠因子（色胺酸和氢基色胺酸）的食物。患肝胆疾病的人更应该注重睡眠质量，良好的睡眠能促进脑神经及内分泌、体内物质代谢、心血管活动、消化系统、排毒系统等得到修整，促使人体的自我修复功能（有关睡眠和褪黑素的详细内容可参考我曾出版的《睡好，不会老》）。

6. 快乐：快乐要没有理由

有一些人有爱干净的习惯、有唠叨的习惯、有易怒的习惯等，为什么不建立快乐的习惯呢？快乐！就要没有理由的快乐。

一个人若能让自己莫名其妙地快乐，一定是很幽默、很健康的人。因为

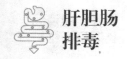
快乐可以让人的心灵很轻快、淋巴很活跃、身体很健康，有病的会没病。快乐让气顺了、经络顺了、气血顺了，这样还会生病吗？不可能！

快乐吧！莫名其妙地快乐吧！

根据医学统计，人只要每天能够开怀大笑15秒，可以多活一天！所以，在我演讲时，总喜欢把欢笑带给大家。让大家多笑一笑，多活几天、几年、几十年，那就不枉来听我的演讲了。但是，有时候我发现，再好笑的笑话，有一些人还是绷着脸不笑，我只能摇摇头，自己笑了。因为，他不要健康快乐，我可要！

负面情绪之下，体内的能量容易耗散而使身体加速衰弱。郁、烦恼、愤怒、焦虑等负面状态，将对中枢神经及自主神经系统产生压力，影响免疫系统、内分泌系统的运作，造成经络阻滞、脏腑功能降低。

人体的淋巴系统有70％聚集在腹腔，也就是肠道周围。大家都已经知道肠道在丹田，当一个人大笑的时候，丹田不断在用力、在运动着，笑得前俯后仰的时候就会觉得肚子疼了。一群人热闹玩笑的时候，总有人说："好了，别再笑了，笑到肚子都疼了！"笑吧，朋友！笑笑就健康、笑笑就快乐！

五、九大排毒食疗

相信很多人听说过"药补不如食补"的说法。食补有时比药补更为有效，因为食补不仅可补虚，还能够"充电"，使机体的气血阴阳达到平衡、恢复能量、维持能量。排毒之后，身体较虚弱，体内大量流失的元素可以通过饮食加速补充回来，使身体迅速达到平衡、复原。懂得选择适当的食物，就能顺利地完成排毒计划，获得所期待的改善效果。

1. 有助排毒的九种食物

（1）芹菜。芹菜中含有的丰富纤维，可以像提纯装置一样过滤体内的废物。经常食用可以帮助身体净化，对付由于身体毒素累积所造成的疾病，如风湿、关节炎等。此外芹菜还可以调节体内水分的平衡，改善睡眠。

（2）苦瓜。苦味食品一般都具有解毒功能。对苦瓜的研究发现，其中有一种蛋白质能增加免疫细胞活性，清除体内有毒物质。尤其女性，多吃苦瓜还有利经的作用。

（3）绿豆。绿豆味甘性凉，自古就是极有效的解毒剂，对重金属、农药以及各种食物中毒均有一定防治作用。它主要是通过加速有毒物质在体内的代谢，促使其向体外排泄。

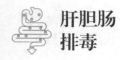
（4）苹果。苹果中的半乳糖醛酸有助于净化，果胶则能避免食物在肠道内腐化。

（5）草莓。含有多种有机酸、果胶和矿物质，能清洁肠胃，强化肝脏。

（6）糙米。清洁大肠，当其通过肠道时会吸掉许多淤积物，最后将其从体内排除。

（7）胡萝卜。含有的大量果胶可以与汞结合，有效降低血液中汞离子的浓度，加速其排出。刺激胃肠的血液循环，改善消化系统。

（8）葡萄。可以帮助肝、肠、胃清除体内垃圾，还能增加造血机能。

（9）无花果。含有机酸和多种酶，可保肝解毒，清热润肠、助消化，特别是对SO_2、SO_3等有毒物质有一定抵御作用。

2. 对肝胆肠排毒有利的食物

（1）食用菌类：香菇、花菇、蘑菇、黑木耳等，因这些菌类食物有清洁血液、解毒、增强免疫机能和抑制癌细胞的作用，经常食用，可有效地清除体内污物。

（2）豆类：其中尤以绿豆汤为好，它性寒味甘，通行十二经络，善解诸毒，是一种很好地促进体内诸毒排泄的食物。

（3）海藻类：如海带、紫菜等，特别是海带对放射性物质有着亲和力，海带胶质能促使体内的放射性物质随同大便排出人体，从而减少放射性物质在人体内的积聚，也减少了放射性疾病的发生率。

（4）鲜果蔬汁：解除体内堆积的毒素与废物，由于鲜果汁、蔬菜汁进入体内消化系统后，会使血液呈碱性，把积存在细菌中的毒素溶解并由排泄系统排出体外。

3. 肝病变常见缺乏的维生素和矿物质

缺乏维生素A、维生素B_1、维生素B_6、维生素B_{12}、维生素D、维生素E、维生素K、叶酸等，会导致皮肤过敏、皮肤炎症、水肿、周边神经病变、中枢神经失调、黏膜发炎、腹水、夜盲等症状。

缺乏矿物质锌、镁、铁等，会导致免疫功能下降、伤口不易愈合、虚弱无力、食欲减退、神经肌肉反应异常、贫血、低钾及低血钙症等。

4. 肝炎民间疗法

肝炎民间疗法及适用人群见表7-3。

表7-3 肝炎民间疗法

材料/做法	适用人群
当归25g，枸杞子25g，生地黄25g，白芍50g、柴胡15g、青皮15g、枳壳15g。水煎服，每日1剂，分2次服	适合各种肝脏疾病患者，尤其肝郁气滞者
龙胆草25g，金钱草50g。水煎服，每日1剂，分2次服	适合肝胆湿热者，肝区疼痛者
青皮100g，元胡250g。共研细末，每次10g，每日3次	适合气滞血瘀者、肝区疼痛不适者
鲜蒲公英100～150g。水煎服，每日1剂，15日为1疗程，连续使用12个疗程	适合胆郁化热者，肝区疼痛不适者

5. 胆结石食疗

胆结石食疗见表7-4。

表7-4 胆结石食疗表

食 物	保健原理
核桃	含不饱和脂肪酸； 丰富的亚油酸可抑制胆固醇形成； 能降低胆汁中的胆固醇浓度
生姜	利胆作用； 抑制前列腺素形成； 避免胆汁中的黏蛋白形成；
黑木耳	润滑肝脏内部和外胆管，促进胆结石排出； 剥脱、分化、侵蚀胆结石使胆结石缩小，容易排出； 促进消化系统功能，改善肠道排泄作用

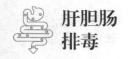
6. 排毒果蔬汁

1）强化肝的妙方——苦瓜果蔬汁

材料：苦瓜半条，苹果1个，柠檬1个，蜂蜜少许。

做法：将所有的材料洗净，苦瓜去子切半，把柠檬的汁液和苹果、苦瓜放入果菜汁机内打汁，搅匀即可饮用，可加入蜂蜜调味。

功效：清肝、解毒。含有苦味的苦瓜，具有清火解热的功效，是夏天降火消暑的圣品。来一盘凉拌苦瓜片，不但清淡爽口，还可以美白皮肤，更可以强化肝脏。常常劳累而觉得无法消除疲劳的人，应多饮用，能使肝脏代谢正常，强化机能运转。

2）补气活血健肾果蔬汁

材料：生菜100g，西瓜200g，蜂蜜少许。

做法：将生菜及西瓜放入榨汁机内榨汁；完成后加入蜂蜜调味即可。

功效：富含维生素A、B族维生素、维生素C及多种矿物质、果酸及有机酸等，自然疗效包括强心、利尿、消肿。有助消除疲劳、解气提神、预防动脉硬化、高血压等症。适合宿醉、精神不佳、消化不良，或有肾疾、慢性病患者饮用。

3）滋润脾胃果蔬汁

材料：梨200g，结球甘蓝100g，柠檬半个，蜂蜜少许。

做法：将梨子去皮和结球甘蓝一起榨汁；完成后加入蜂蜜、柠檬调味即可。

功效：含有维生素B_1、维生素B_2、维生素B_6、维生素C、维生素K、维生素U，果糖、蛋白质、钙、磷、铁等多种矿物质，具有整肠、健胃效果；能预防慢性疾病发生。有助于消除疲劳、解渴化痰。日常保健饮用适合肠胃不适者、长期工作疲劳者、皮肤干燥、津液不足者。

4）利便整肠牛蒡果蔬汁

材料：牛蒡100g，菠萝150g，苹果100g，柠檬、蜂蜜各少许（视个人口味）。

做法：将牛蒡去皮，剖半榨汁，顺序放入苹果、菠萝；榨汁完成后加入柠檬及蜂蜜调味即可。

功效：含有丰富的维生素B_1、维生素B_2、维生素C，钙、铁、粗纤维等，帮到清净肠道、整肠利便，改善长期便秘。适合操劳工作者、精神不振、慢性病患者及平日保健饮用，可预防中风、伤风感冒等。

5）润肠温胃木瓜汁

材料：木瓜150g，牛奶150mL，蜂蜜少许。

做法：将木瓜、牛奶、蜂蜜少许，一起放入果汁机中搅拌40～50秒，再加入冰块稍稍搅拌数秒钟即可。

功效：富含维生素A、维生素C和叶红素，可有效解除便秘、消化不良；增强体力、营养补给，适合体力不足、便秘、肠胃弱者饮用。

6）活化淋巴净血果蔬汁

材料：结球甘蓝100g，苹果100g，菠萝50g，柳橙1个，柠檬少许。

做法：将结球甘蓝、苹果、菠萝放入榨汁机内榨汁，完成后加入柳橙及柠檬汁调味即可。

功效：含维生素B、维生素C、维生素K及丰富的钙质、葡萄糖、蔗糖、氨基酸等，能净化血液、使循环系统顺畅；亦帮助治疗胃溃疡、肠胃障碍、高血压、糖尿病；对面疱、皮肤过敏、肠胃功能不佳、慢性病、抵抗力差者有改善作用。

7）淋巴血液健康果蔬汁

材料：芥菜50g，菠萝100g，苹果100g，柠檬半个，蜂蜜少许。

做法：将芥菜、菠萝、苹果放入榨汁机内榨汁；加入柠稼及蜂蜜调味即可。

功效：富含维生素B_2、维生素C及钙质和红萝卜素，可促进消化酵素分泌，增强体质、净血利尿；预防高血压，促进血液循环，预防感冒等。适合肠胃不好、高血压、慢性病患者，及体质较差者饮用。

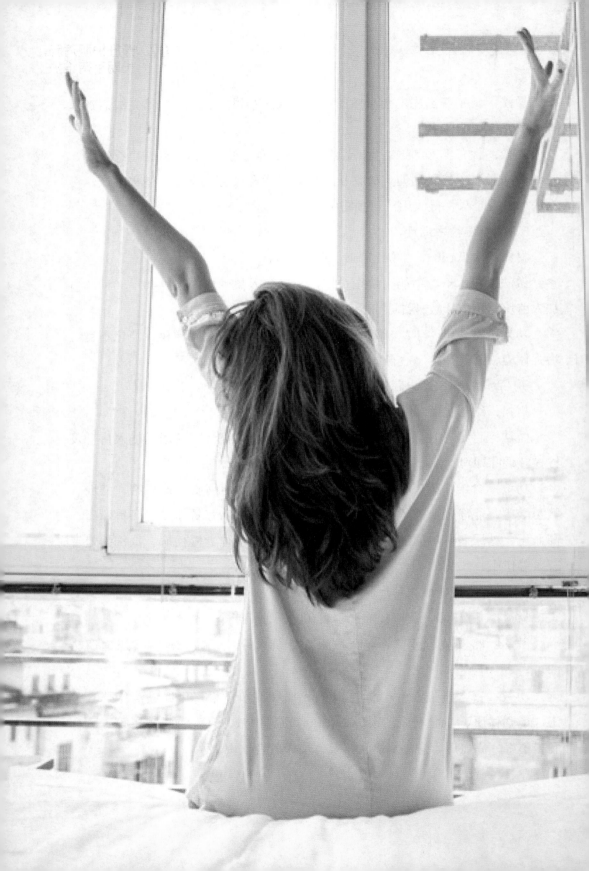

08

全身净化Q&A
肝胆肠排毒

养肝护胆清肠，长期平衡维护！肝胆肠的长期保养原则：

◇ 饮食营养需均衡

◇ 养成运动的习惯

◇ 优质充足的睡眠

◇ 保持乐观的心态

◇ 良好的排便习惯

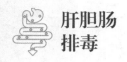
一、一般疑问

1. 什么是胆结石？

肝脏会分泌胆汁（由水、胆固醇、其他脂肪、胆汁盐和胆色素组成）帮助消化食物，但当胆内物质失去平衡时，便会形成结石。而依结石生长位置不同便有不同的名称，胆囊位置称为"胆囊结石"，胆总管位置称为"胆总管结石"，而肝内胆管位置则称为"肝内结石"（见图8-1）。

2. 为什么会有胆结石？

主要的原因是不当的生活起居与饮食，日积月累形成胆结石。

（1）饮食过量、口味重、

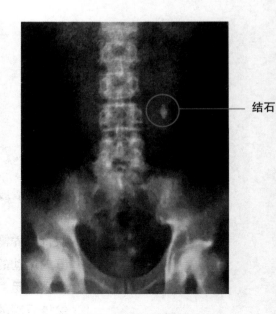

结石

图8-1 体内结石

饮水不足，肉、油、糖等摄取过多（使胆汁中的胆固醇增加）。肥胖、年龄增长、长期节食、减肥、长期口服避孕药之妇女、生育过多、疾病（糖尿病、肝病、胰脏疾病以及动过肠道手术）、遗传。患胆结石的女性多于男性。

（2）情绪不好、熬夜、劳心劳力、长期外食，整体生存环境污染，以上原因引起发肝功能受损，因体内多余和变质的油脂无法完全排出体外，积留在胆囊、肝内胆管，长期累积所形成。

3. 肝胆肠排毒全身净化的主要作用是什么？

以活化肝胆胃肠的排毒运作始，协助启动人体整体的排毒运作。同时，能在不需服药及动手术的情况下，协助身体有效地排出体内毒素及肝胆毒素。肝胆肠排毒全身净化可改善许多问题，对养生、美容、纤体、回春都有良好的作用。

4. 什么样的人群适合进行肝胆肠排毒全身净化？

凡亚健康状态者如循环不良、消化系统欠佳、免疫力下降、肌肉酸痛等，都可以进行排毒以改善体内环境，改善体质。若是使用肝胆肠排毒"套餐"进行肝胆肠排毒全身净化，就需视个人体重做出相关调整。40kg以下者，一般建议产品的用量至少减半或遵循专家医嘱。此外，身体处于极度虚弱、有出血发烧的病人，或怀孕期间，如无必要不建议使用肝胆肠排毒"套餐"。您可进行自我检测，了解自己是否有酸化体质或亚健康状态，以便可以提早调整过来。预防永远胜于治疗。

5. 我身体很健康，也没任何症状，需要进行肝胆肠排毒全身净化吗？

预防胜于治疗，每个人在生病前都是健康的。身体没感觉不代表没毒素累积（B超只能发现1mm以上的结石，对于沉积的泥沙状结石是看不到的；就算是照X光片也不明显。这些沉积物却对健康不利）。每个人都应该进行排毒，以调整体内环境，让五脏六腑处于平衡状态。

6. 如何自我检测是否须进行排毒净化？

如你有表8-1中3种情况，就应该进行肝胆肠排毒。

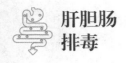
**肝胆肠
排毒**

表8-1 自测排毒表

□ 胀气	□ 偶发性便秘	□ 皮肤暗沉	□ 口气
□ 肥胖、超重	□ 消化不良	□ 宿便	□ 面部痘痘
□ 腹部不适	□ 结石	□ 肝胆不适	□ 睡眠不佳
□ 难眠	□ 烟酒习惯	□ 工作压力	

7. 服食药物期间，可进行肝胆肠排毒全身净化吗？

在服药期间暂时不建议使用，不可随意断药；严重病患、体力虚弱者，应严遵医生的指示。慢性病患者，如高血压、糖尿病等，则建议在服药后2～3小时，才使用肝胆肠排毒全身净化，不可随便断药，而严重病患及体力虚弱者，应根据医生的指示谨慎处理。

8. 要怎样进行肝胆肠排毒全身净化才能发挥最好的效果？多久需进行一次？

首先，根据每个人的体质、生活习惯及工作性质而定。其次，看第二次的毒素排解状况而定。一般健康的人，以保养为目的，则一年两次即可。有高血脂、脂肪肝、肥胖、尿酸偏高者则间隔2～3个月做一次。慢性疾病患者如高血压、糖尿病、肿瘤等最好能在45～60天内做3次或遵循专家的指示。正常状态的肝胆肠排毒最好4个月做一次或者须有很好的排毒后的平衡维护才能进行多次的肝胆肠排毒。

9. 素食的人是不是也须要进行肝胆肠排毒全身净化来保护肝胆呢？

素食的人难以避免食物中毒素的累积，所以也有必要进行肝胆肠排毒全身净化。虽说，素食在某个程度上能减少摄入毒素，但仍难免会有毒素累积。再说，现今的蔬果种植大量应用农药、化学试剂等，绝不能低估毒素的害处。素食者在烹饪时若喜欢选择煎炸或烧烤方式，大量吃面粉、人工调料或油脂，都会导致肠道宿便累积，引起便秘、血液浓稠、体质酸化等问题。长期下来会对肝脏造成重大的负担。

二、好转反应疑问

1. 进行肝胆肠排毒全身净化后，会引起什么样的情况？

进行肝胆肠排毒全身净化后，可能会出现5～10次的排便，由于大量排泄，必须补充水分以及适当的矿物质和微量元素。如果出现腹泻与排宿便，均属于正常的排毒现象。肝胆肠排毒全身净化通过刺激肝胆释放大量胆汁，而将沉淀在肝脏胆囊与胆管中的毒素排除到人体肠道，再经由排便将毒素彻底排出体外。因此，适量的排便现象是有必要的。经过5～6次的排泄后，就会慢慢恢复正常，只要好好地补充水分与适当的矿物质及微量元素，体力即可恢复。若出现持续不断的腹泻则表示体内毒素多，体质酸化，必须注意日常的饮食习惯，并多做排毒计划。

2. 如何处理进行肝胆肠排毒全身净化时出现的头痛、晕眩、恶心等症状？

在进行排毒时，大量沉积毒素被分解进入肠道，然后部分经小肠吸收进入血液，使血液酸化，黏稠度提升，进而影响循环的流畅度，就会出现头痛、恶心等状况。此时，可大量服用酶、果汁（苹果汁）并提升水分摄取，同时再配合运动排汗、适当的休息即能更快速地降低不适反应。

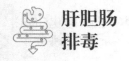

3. 如何处理进行肝胆肠排毒全身净化时出现的种种不适反应？

排毒期间，因毒素大量被分解并进入血液，故会出现不适反应，如恶心、头痛、敏感、咳嗽等。每个人的体质不同会产生不同的症状，可采取适当的方法来处理。这些症状多为短暂性现象，属正常现象，无须过度担心。好转反应出现时，尽可能采取以下步骤减低状况（见表8-2）：

（1）多喝清水，每天至少3～3.5L清水。

（2）多排汗以协助加速毒素的排解。

（3）确保排便顺畅，多吃蔬果等高纤食物。

（4）饮食尽可能清淡，戒食刺激性食物。

（5）当出现胀气、消化不良、想呕吐、食欲不振现象，可服食梅子、姜茶、食用醋等促进脾胃功能。凡只有胃痛、胃溃疡、胃酸倒流等症状则补充碱性饮料如离子钙、藕粉等舒缓胃部不适。

（6）适量运动以提升循环，有助于降低精神不振、疲倦无力等现象。系统的方式。

（7）好好地休息，运用呼吸疗法全面放松，也可进行经络按摩等稳定神经系统的方式。

表8-2 身体病患及外在表现一览表

已患的病	可能出现的现象
酸性体质	易困（白天）、喉干舌燥，尿、屁多
高血压	头会有重重的感觉，头晕现象持续1~2周
贫血	虽因体质而异，可能会有轻微流鼻血
胃不好	胸口发闷、发热的感觉，吃不下食物
胃溃疡	溃疡部分会有疼痛或闷闷的感觉
胃下垂	胃部觉得不适，想呕吐
肠不好	有腹泄现象，依病情而异
肺不好	咳嗽时痰增加，微带乳黄色
肝不好	想呕吐，皮肤会痒或有出疹的现象
肝硬化	大便时，有时会有血丝、血块
肾脏病	会有蛋白质减少，脸部肿或脚部也轻微水肿等现象
糖尿病	有时会暂时增加排出的糖分，手脚也有水肿的现象
青春痘	初期会稍微增加，但很快就会消失
痔疮	大便时，有时会暂时出血或有血丝现象
慢性支气管炎	会有口干、呕吐、头晕、不易咳出痰等现象
鼻炎	有时会增加排出的鼻涕量，且呈现浓稠状
皮肤过敏	初期皮肤发痒加剧，几天后即减缓
神经衰弱	不但不能入睡，反而出现兴奋现象
白细胞过少	觉得口干、多梦、胃不舒服等现象
风湿痛	患部会有轻微酸痛，但几天后即消失
痛风、月内风	会有全身性的无力感或酸痛，但几天后消失
尿酸过多	全身酸痛，依症状程度，出现不同的反应

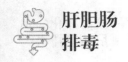
三、保健养生疑问

1. 肝胆肠排毒全身净化对人体有什么帮助？

现代人因饮食失衡、作息不当、代谢失调等问题，导致体内毒素累积，而影响器官运作功能，从而产生各种疾病。肝胆肠排毒全身净化是人体全面净化的自然疗法疗程，能在以下方面大量提升人体的运作。

（1）通过改善肠道环境以减低人体因肠道宿便问题所产生的自体中毒现象。

（2）协助肝胆排毒。

（3）活化肝细胞。

（4）净化血液，提升循环功能。

（5）提升消化吸收。

（6）平衡内分泌。

2. 肝胆肠排毒全身净化对延迟老化、改善疾病真的有这么好的效果吗？

肝胆肠排毒全身净化是体内净化的自然疗法，能有效提升循环系统，降低自由基的危害。同时大幅度提升五脏六腑的机能，因此肯定对延迟老化、改善体质、抵抗疾病有良好效果。若能在净化后改善饮食习惯、多运动排汗，再多休息、提升肠道护理，必定能快速改善体质、补充精力。

3. 有肝病的人是否能进行肝胆肠排毒全身净化？

肝胆肠排毒全身净化能活化肝细胞，对解决肝病问题有帮助。

肝胆肠排毒全身净化之设计原本即是活化肝细胞与整体肝功能，加速其原已累积之毒素的排解，让肝脏变得更健康，有肝病的人当然更适合了。

4. 如有胆囊结石适合使用肝胆肠排毒全身净化吗？

一般的胆结石是由于长期血内胆固醇或甘油三酯增高或代谢不良，肝内胆管不畅所造成，所以更适合进行肝胆肠排毒全身净化。此配方是分解、溶化结石，促进胆汁酸大量分泌，同时松弛括约肌，以利于胆内的结石或废物随着胆汁被排解到十二指肠，并通过大肠排泄出体外。胆结石者进行肝胆肠排毒后，可见胆结石变小、逐渐消失。

5. 切除胆囊后是否可以进行肝胆肠排毒全身净化？

切除胆囊后更需要做排毒。胆囊切除了，但胆管内还会有沉积物必须清除。尤其是血液浓稠者，更应该净化五脏，预防心脏血管疾病。因为，胆囊切除后，人体对于摄入的油脂分解不良，故容易引发心脏病、血管疾病、脂肪肝等。肝胆肠排毒后，这些问题发生的概率就大大降低。

6. 肝胆肠排毒全身净化能改善蛋白质代谢与尿酸、肾衰竭等问题吗？

肝胆肠排毒全身净化能有效活化肝功能，减低"氨"副产物，减少肾脏代谢的负担。这样就能够降低尿酸、痛风、肾功能衰竭等风险。蛋白质是人体细胞增殖、修复和发育的基本营养素。蛋白质是由多种氨基酸构成，是维持体力，制造激素、酶的主要物质。蛋白质在肝脏代谢过程中，会分解出一种含脂"氨"的有毒副产物。如蛋白质摄取过量或肝脏对蛋白质代谢发生障碍，则"氨"副产物增加，就会造成人体血液酸化。这是引起肌肉、筋骨、韧带、关节酸痛麻木和高尿酸的主因；亦造成肾脏代谢负担，形成痛风、肾脏中毒、肾功能衰竭。

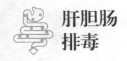
7. 肝胆肠排毒全身净化能改善脂肪代谢与心血管疾病吗？

肝胆肠排毒全身净化对脂肪代谢与心血管问题有极大改善助益。肝细胞分泌胆汁，经胆总管释放入十二指肠，以促进食物中的脂肪进一步消化吸收，并生成酮体，合成人体所需要的胆固醇及磷脂质（卵磷脂）。肝脏正常代谢可抑制脂肪酸异常氧化，脂肪在肠道中被消化液分解成甘油和脂肪酸，经由"肝门静脉"进入肝脏代谢。肝脏中正常脂肪含量占3％～5％，若脂肪摄取过量，或是肝的脂肪代谢产生障碍时，便会使中性脂肪在肝脏中累积（尤其是经常喝酒和嗜食高油脂肉类的人），造成脂肪囤积在肝脏和血管。排毒后将快速有效减少脂肪，并促进代谢使得心血管功能提高。

8. 肝胆肠排毒全身净化能改善糖尿病与糖类代谢不良的问题吗？

肝脏的糖代谢正常，可控制血液中血糖含量，协助防止糖尿病。糖在肠道中被分解成葡萄糖，由肝门静脉输送至肝脏，形成肝糖元，贮存在肝脏和肌肉组织中。当人体需要能量时，肝糖元会被转化成葡萄糖，供应能量。但如淀粉质或甜食吃得太多，或者肝对糖分代谢出现障碍时，则血糖量会显著增加，造成胰岛素分泌负担过重，出现糖尿病。当有肝硬化时，储存肝糖元的概率就会变小，造成低血糖。肝脏无法贮存肝糖元，就容易产生疲劳感。

9. 肝胆肠排毒全身净化能改善月经不调的问题吗？

肝胆肠排毒全身净化有助促进激素平衡分泌，安定神经系统，对调理月经有很大帮助。妇科问题如经前综合征、白带、更年期症状等，都和人体内分泌系统、自主神经系统及循环系统有关。而肝胆肠排毒全身净化的效果，能大大提升这些系统的动作功能，肯定能消除或改善经期的不适现象。

10. 想要怀孕者进行肝胆肠排毒全身净化有好处吗？对于不孕者是否有帮助呢？

肝胆肠排毒全身净化对男女都很重要，因为它对生殖系统运作与平衡内分泌产生良好效果。对于想要怀孕者，备孕者全身的净化对往后胎儿的孕育成长有莫大的帮助。不能怀孕者大多数是因为体内毒素阻塞、内分泌失常、卵子或精子生产有障碍。肝胆肠排毒全身净化当然会对体内器官运作和内分泌调节有莫大帮助。不孕者可在净化后进一步采取体内强化的调理，必能提升受孕概率。

11. 肝胆肠排毒全身净化可取代药物吗？

肝胆肠排毒全身净化当然无法取代药物，但其运作原理却是从根本着手，而不似一般药物的抑制症状（治标）方法。我们建议慢性病患可同步进行药物治疗与净化排毒疗程，或在体能仍充沛的情况下进行净化。肝胆肠排毒全身净化后，不但能大幅度提升人体对营养的吸收，也能辅助强化药物的功效，因而能降低药物的使用分量。此外，也能协助降低药物的不良反应，对体力的提升与恢复有莫大帮助。

12. 排出来的结石，是不是真正的结石呢？

排出来的废物大部分是结石的前驱物，如青绿、墨绿色的废物，当中成分通常为胆固醇、酸盐、水分，而胆红素结石一般会显得坚硬、不溶解，结石的数量视个人体质而异。

13. 肝胆肠排毒全身净化对去除重金属的中毒可有帮助？

肝胆肠排毒全身净化里面含有酶，酶是去除重金属的高手之一。重金属会与我们的细胞结合，必须经过酶解毒以后，才能够排毒。在很多自然疗法中，重金属排液其实也是利用蛋白质，而酶本身就是蛋白的操作体。所以肝胆肠排毒全身净化摄入大量酶，通过肝、胆、肠、血液、汗腺，从汗、尿液、粪便排出体内。

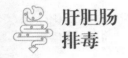
14. 不同颜色的胆石，代表什么样的情况呢？

因地区差别、饮食习惯的不同，所排除的脂肪团、脂肪油、结石前驱物、黑色颗粒结晶物体、白色结晶物体等有所不同（见表8-3）。

表8-3 不同颜色胆结石情况表

胆石颜色	胆石类型	说　明
翠绿色	软团颗粒	胆石的前驱物，沉积于胆囊里，累积即成
黄褐色	软团颗粒	积存在肝胆中的油脂、胆固醇，也称脂质，脂肪肝的物质
黄色	纤维物质	也称纤维化肝上的颗粒物，易引起肝硬化问题
黑色	芝麻或黑糯米大小且坚硬的颗粒	称为胆囊里的黑结石，此种人通常会有节食或不吃早餐的习惯
白色	透明的结晶体形似玻璃碎渣	称为胆囊结石晶块物体，因胆汁分泌不足所致，比较容易胀气或溃疡
红色	像红萝卜或枸杞子	是腹腔慢性发炎、重金属所致，比较容易消化不良、膀胱发炎、子宫卵巢发炎
黑色或金黄色	如黄豆、蚕豆般大颗粒	体内脏腑通道的阻塞物质

四、美容纤体疑问

1. 肝胆肠排毒全身净化能帮助瘦身及减肥吗？

肝胆肠排毒全身净化可促进油脂代谢，减少水分滞留，对减肥有帮助。肥胖起因乃身体代谢不良、吃得太多、消化不良或排解不及所致。血脂、毒素堆积引发阻塞，排水障碍，循环代谢不良进一步影响器官功能下降，从而导致恶性循环。长此以往，体内虚弱，基础代谢率持续下降，人更容易肥胖起来。肝胆肠排毒是净化体内毒素的第一步，不但直接排除体内毒素与多余水分，更净化与强化五脏的运作，加快代谢。这对瘦身有很大的帮助，而且做多次，效果倍增。

2.肝胆肠排毒全身净化能帮助平衡内分泌及改善皮肤敏感吗？

肝胆肠排毒全身净化对腺体与汗腺等有疏通作用，更可降低皮肤排毒时现的过敏症状。肝脏对于体内各种激素的形成也扮演重要角色。内分泌调多因体质酸化，导致腺体运作不良。皮肤敏感多反映人体毒素排解不良，是身体在无可奈何之下透过皮肤排毒的一种现象。这显示肝脏的排毒功能已处于不良状态，更需进行净化排毒疗程。体内循环系统顺畅与否，也有赖于肝脏的血液净化效率。肝脏功能提升，当然会对平衡内分泌有莫大的影响。

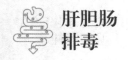
3. 肝胆肠排毒全身净化能去除水肿吗?

肝胆肠排毒全身净化强化肝合成蛋白质的功能,直接影响血液渗透压,改善水肿问题。肝胆排毒促进血液的酸碱度平衡,促进气血水循环;同时,也加强各脏腑的供血状况,而能加速改善淋巴、肾、肺等的水分调节与排解。肝胆肠排毒全身净化有必要补充多种矿物与微量元素,这对体内的电解平衡、渗透压的调节平衡有莫大帮助。

4. 肝胆肠排毒全身净化能帮助皮肤美白与淡化皱纹吗?

肝胆肠排毒全身净化协助调节代谢,促进循环,有效增加身体的氧和水分。当人体达到真正的健康,代谢正常、循环顺畅;身体的氧和水分充足,细胞会变得活跃且能量充足,能减少黑色素沉淀。肌肉会紧实、富弹性,皮肤也自然滋润美白。除此之外,激素的平衡尤其是雌激素和黄体素对皮肤和肌肉重建非常重要。另排毒前先看看自己的额头或脸上的痘痘,最好照一张相片存至隔天排毒后再看看额头是否更亮了,脸上的痘痘是否消散了60%～70%,让你高兴又喜欢。